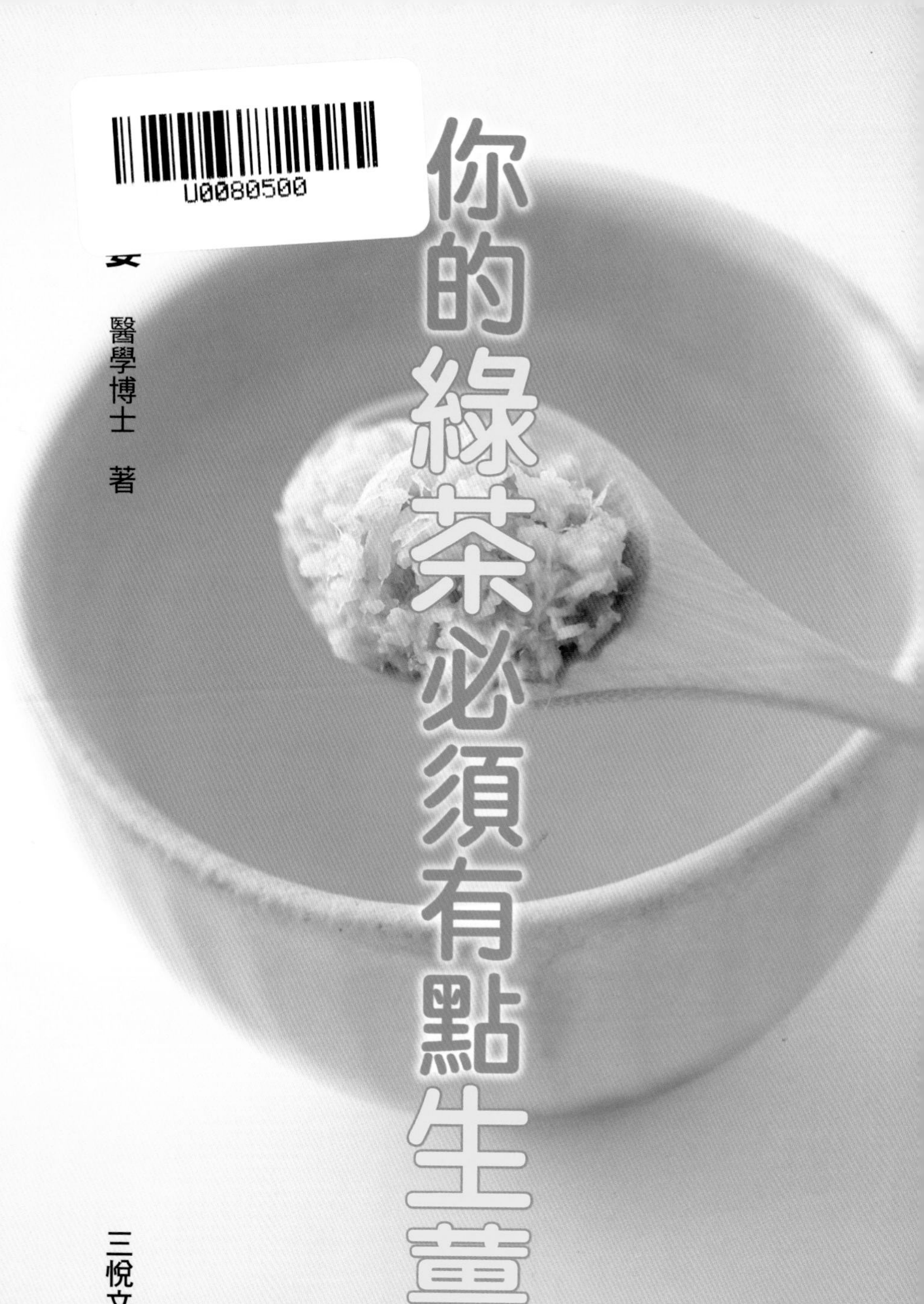

你的綠茶必須有點生薑

安 醫學博士 著

三悅文化

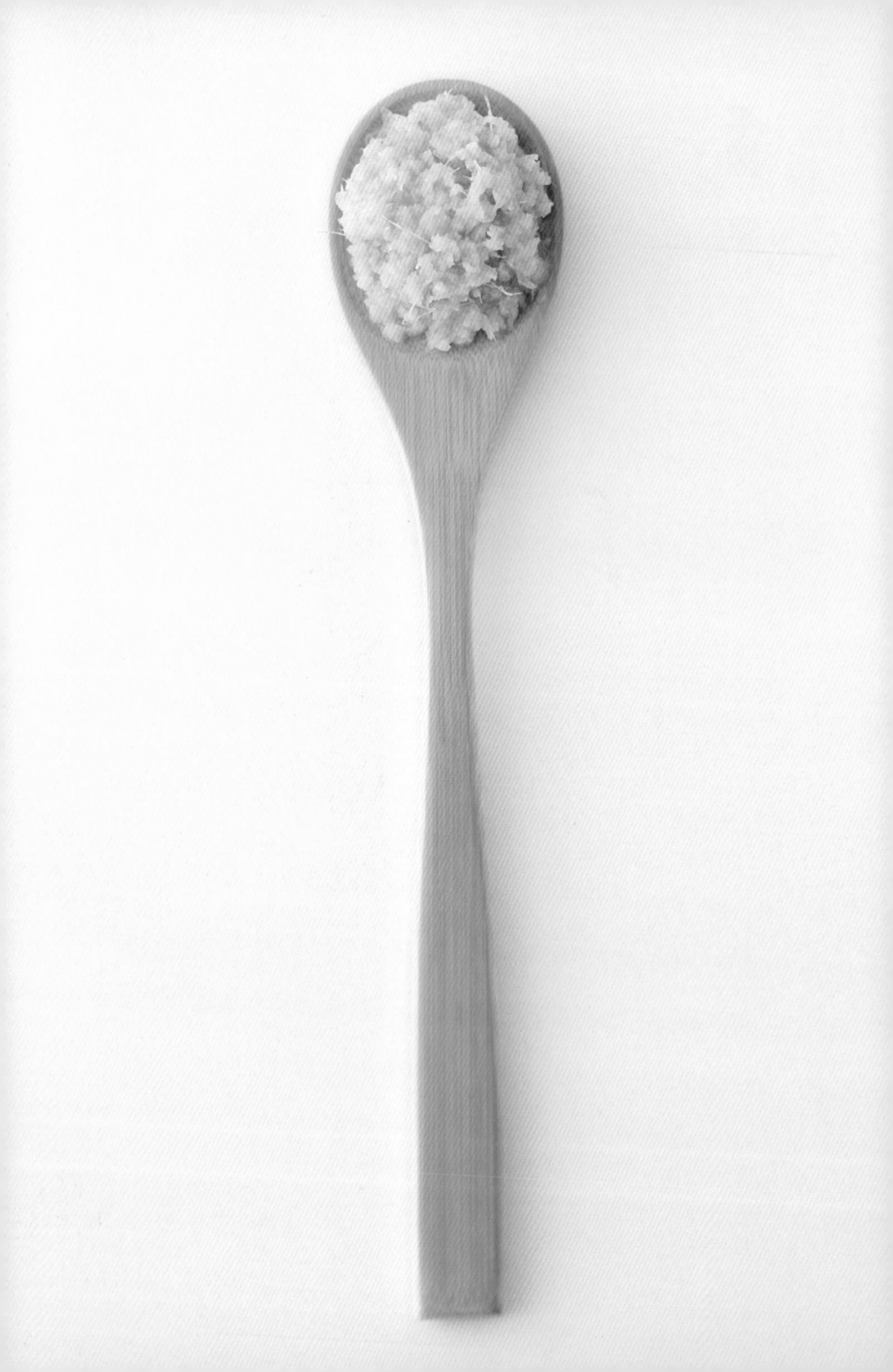

自古以來作為「天然藥物」
一直深受重視的
健康食材之王——生薑。

人們從數千年前
就一直持續飲用的
代表健康和美麗的明星選手
——綠茶。

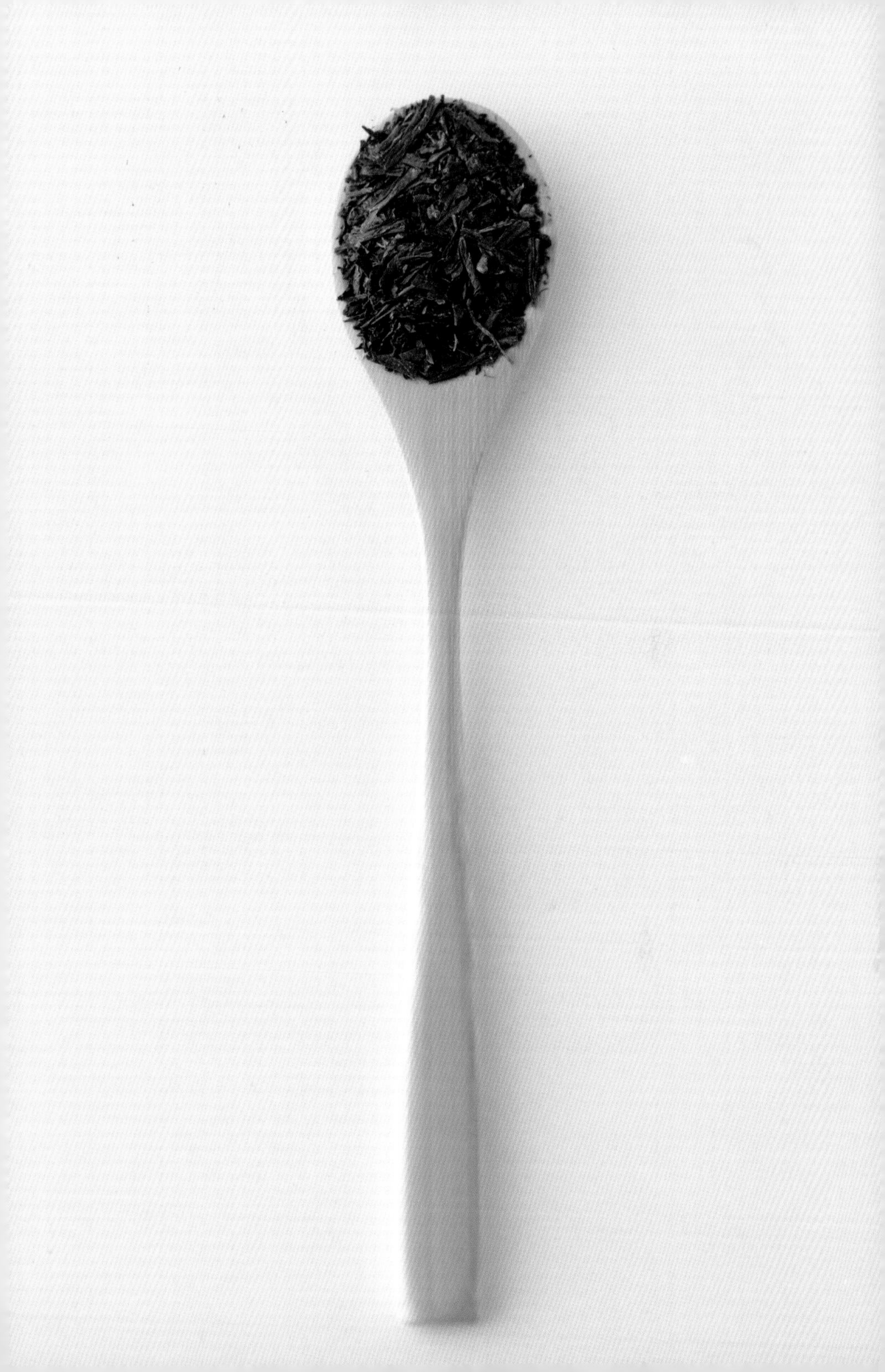

生薑和綠茶。
當這兩種食材搭配在一起，
就出現了
最強的健康飲料。

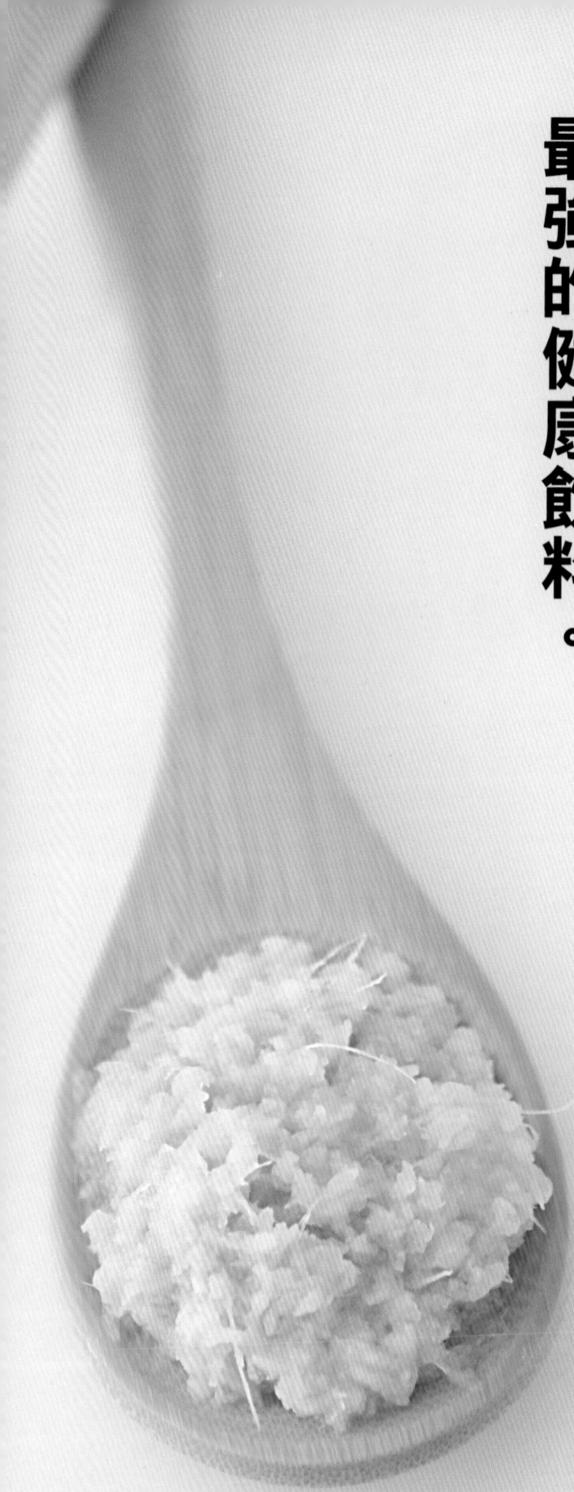

其健康效果，
是甚至凌駕藥物的
驚人威力！

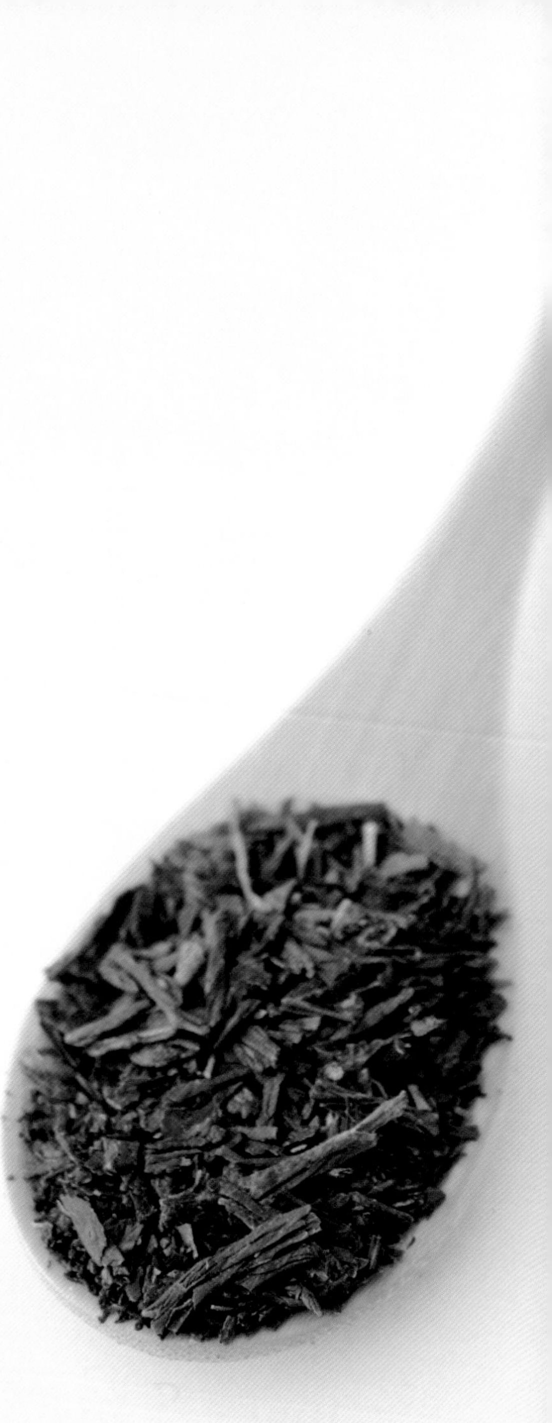

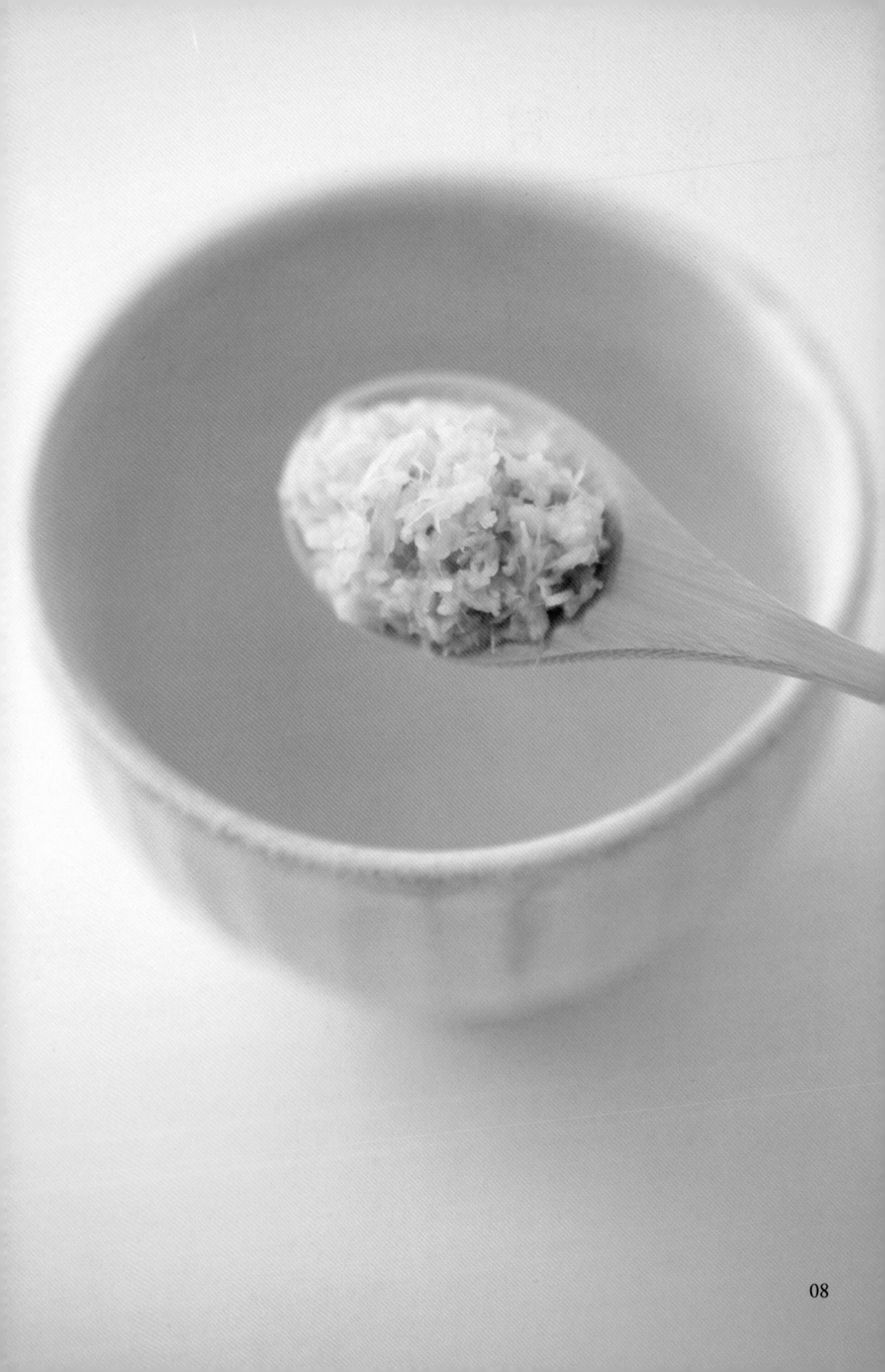

在飯前、飯後
飲用「生薑綠茶」。

就能透過雙倍威力，
改善高血壓或高血糖，
連血管年齡也能變年輕。

「想要盡量健康長壽地活著。」

「就連外表，也想要一直年輕下去。」

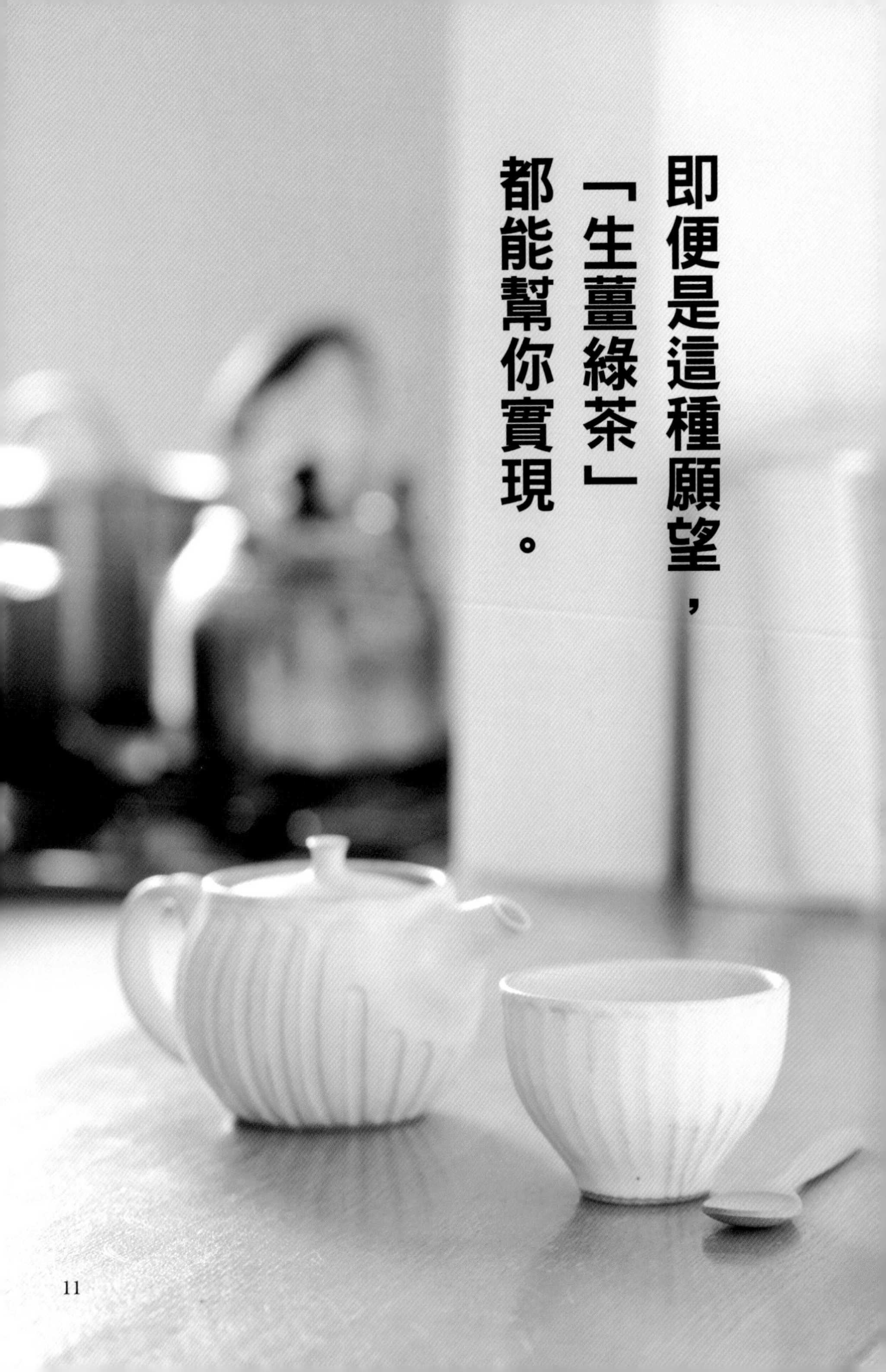

即便是這種願望，
「生薑綠茶」
都能幫你實現。

此外，
大眾甚至還期待這個組合能帶來
遠離失智症或腦中風的效果。

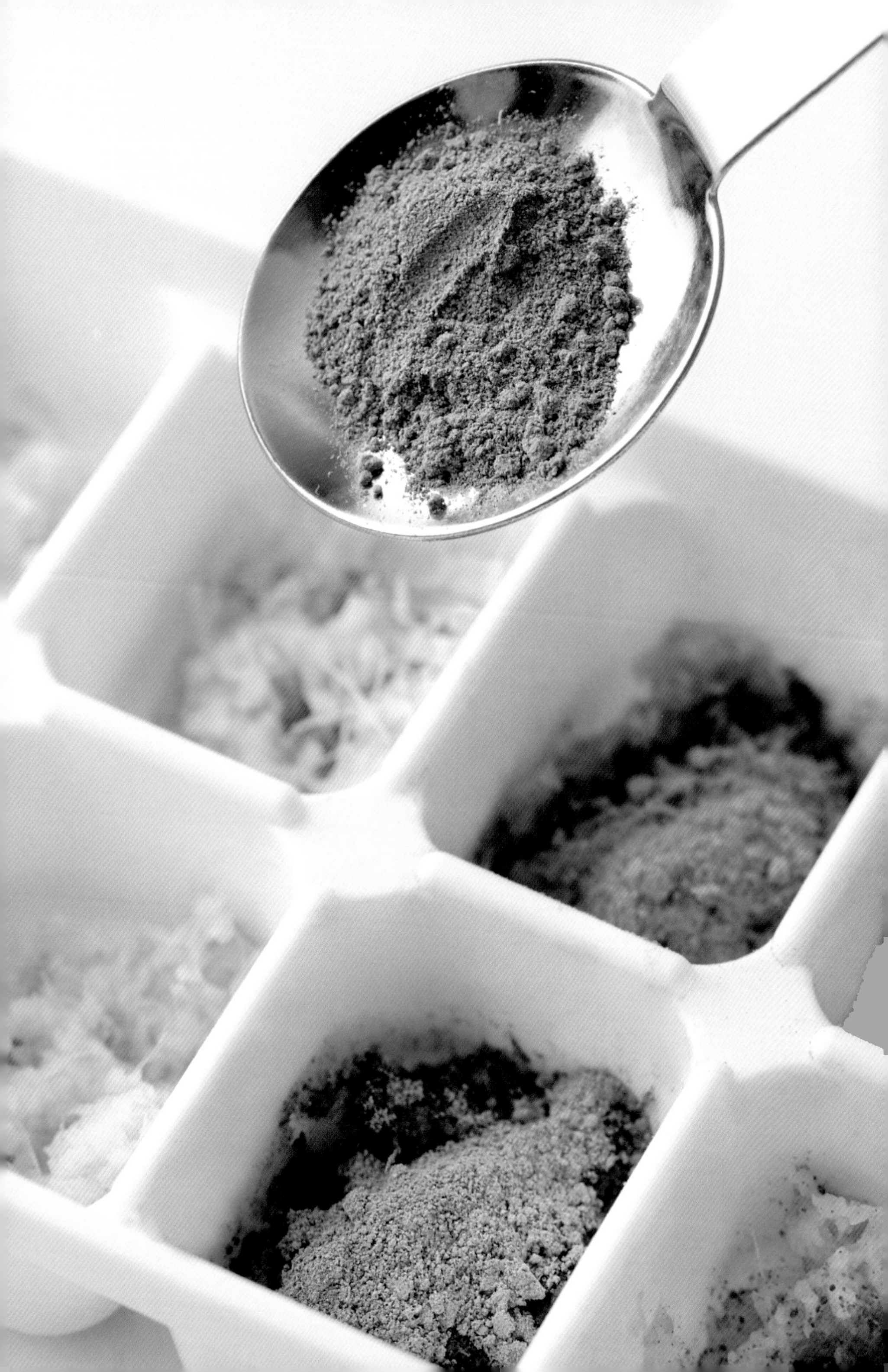

就從今天開始飲用生薑綠茶吧！

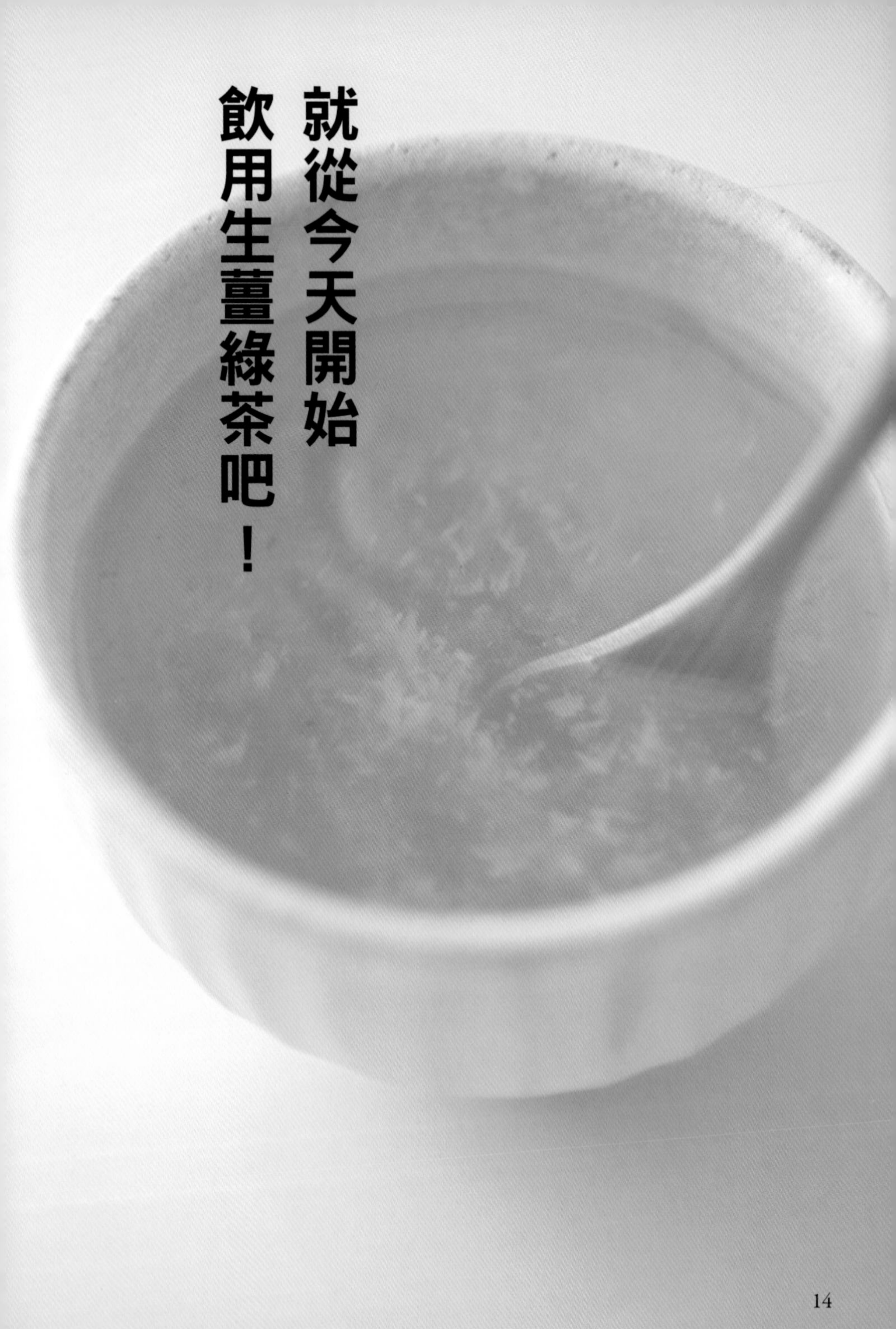

序論

「生薑」和「綠茶」的健康組合誕生！

遠離慢性生活習慣病的「生薑綠茶」登場！

一聽到「茶」這個詞彙，就會浮現「總覺得有益健康」的印象對吧。

烏龍茶或紅茶等茶類，都是人們從數千年前開始，因為健康考量而持續飲用到現在的東西，尤其一聽到「綠茶」，是不是就會覺得「好像很厲害的樣子」？

確實如此！

綠茶在食品之中，就是出類拔萃、「有益健康」的明星選手。

而且這個身為明星選手的「綠茶」，尤其是煎茶，只要輕鬆加入某個東西，就會瞬間提升健康效果。

那「某個東西」，直截了當地說，就是「生薑」。

我在這20年左右的其間，一直從事生薑研究。從東京大學研究所開始，到哈佛大學、麻省理工學院，以及日本大學醫學部時期，都不斷地和「樂天」、「永谷園」等廠商一起研究「生薑」的厲害之處。

由我這位「生薑博士」說出來的話，是絕對錯不了的。

只要在「綠茶」中加入「生薑」一起飲用。

只要這個動作，就會產生驚人的健康效果。

生薑「超越藥物的驚人威力」

為了告訴大家「生薑綠茶」的厲害之處，我想先談談生薑的驚人威力。

生薑的厲害之處。

簡單來說，就是生薑具備**「抗發炎作用」**。

這個「抗發炎作用」到底是什麼？

舉例來說，我們知道造成**動脈硬化、阿茲海默型失智症或慢性關節炎**等症狀的原因，和慢性發炎有密切關係。

此外，「反覆發炎的部位，容易形成癌症」的事實也已經明朗化。也就是說，**若能盡量遠離慢性發炎，就能預防動脈硬化、阿茲海默型失智症、慢性關節炎或癌症等疾病。**

在此大顯身手的，就是生薑的「抗發炎作用」。

而且這個抗發炎作用的驚人之處，就在於它的效果，是更勝於具有消炎、鎮痛、解熱作用的「非類固醇消炎止痛藥」、「NSAIDs（Non-Steroidal Anti-Inflammatory Drugs，非類固醇消炎止痛藥）」的等級。

生薑能使血液清澈順暢！

生薑具有使血液清澈順暢的「抑制血小板凝集效果」。

在台灣中國醫藥大學的研究中，為了治療高血壓而服用降血壓藥（鈣離子通道阻斷劑）的人，在另外攝取生薑後，出現了「**血液甚至清澈3倍**」的實驗數據。血液清澈順暢，就表示血液循環變好，能夠遠離動脈硬化。

生薑在「清澈血液效果」方面，確實和「低劑量阿斯匹靈」這種藥物具有相同等級。

也就是說，**生薑在「抗發炎」、「清澈血液」的效果上，具備了藥物等級的威力**。

不只如此，生薑對於**糖尿病的預防、改善**也很有效果。因為生薑還能提高胰島素的分泌或運作情形，促進醣類或脂質的代謝。（※本書提到的「糖尿病」，是指生活習慣引起的「第二型糖尿病」。）

「為什麼生薑明明那麼厲害，在超市一塊生薑卻只賣100日圓……？」或許有人會出現這種想法。

這是因為**「生薑在申請手續成為藥物之前，已經作為食物普及於大眾。」**

雖然現在生薑的藥物等級效果逐漸明朗化，但是從大眾瞭解這種情況之前，世界各地就已將生薑拿來食用。

已經在超市大量販賣，作為食物普及大眾的東西，若突然做出「這是藥物，今後請在藥局販售」的認定……會變得很麻煩吧。

將生薑視為「農作物」栽培的農家也就必須辦理「製作醫療用品」的程序。為了避免發生這種混亂情況，生薑才沒有成為「藥物」，而是作為「食物」廉價販售。

但是，生薑的效果屬於藥物等級，所以我們沒有不吃的道理吧。

兒茶素領域的最強角色「表沒食子兒茶素沒食子酸酯」登場！

瞭解生薑的厲害之處後，我們就來談談「綠茶為什麼對健康有益？」這個問題。

用一句話來概括的話，綠茶對健康有益的理由就是多虧了「兒茶素」這個成分。

「兒茶素？這種東西我知道啊！」

好像能聽到這種反應吧。

然而，或許你還不知道這個「表沒食子兒茶素沒食子酸酯」的厲害之處。

「表沒食子兒茶素沒食子酸酯？我沒聽過！」

有這種反應的人也請放心。

綠茶所包含的兒茶素，其實有各式各樣的種類。其中主要4種是：

- **表兒茶素（Epicatechin，EC）**
- **表沒食子兒茶素（Epigallocatechin，EGC）**
- **表兒茶素沒食子酸酯（Epicatechin gallate，ECG）**
- **表沒食子兒茶素沒食子酸酯（Epigallocatechin gallate，EGCG）**

在這些兒茶素之中，健康效果特別高的，就是第4種的「**表沒食子兒茶素沒食子酸酯**」。

可說是兒茶素「冠軍」的「表沒食子兒茶素沒食子酸酯」，是近年醫學論文數量急速增加，備受期待的「關注焦點」！

飲用綠茶遠離慢性生活習慣病！

那麼，到底表沒食子兒茶素沒食子酸酯的厲害之處是什麼？

簡單說來，就是**抗氧化作用格外強大**。

抗氧化作用如果很強大，就能消除形成老化原因的活性含氧物，使人體遠離「氧化壓力」這種體內生鏽的現象。

具體而言，就是具備遠離代謝症候群、心血管疾病，或癌症之類的慢性生活習慣病，使**血管健康柔軟**、**使血液清澈順暢**的效果。

此外，還能**延遲細胞或組織的老化，使免疫力維持正常運作**。

表沒食子兒茶素沒食子酸酯一手包辦了這麼重大的任務，所以真的非常厲害。

更加厲害的是，綠茶所包含的表沒食子兒茶素沒食子酸酯，並沒有其他「替代品」。

像是代表性茶類的烏龍茶或紅茶，成分裡幾乎沒有包含表沒食子兒茶素沒食子酸酯。正因如此，**我才會想要向大家推薦「生薑綠茶」**。

生薑的效能和綠茶的效能，都已經藉由世界上眾多研究者的「論文」發表出來，認定為「事實」。

在本書中，我將會嚴格挑選全世界的醫學論文等可信度高的最新資料，再慢慢向大家介紹生薑綠茶的厲害之處。

請大家安心閱讀。

「冷卻15秒再飲用」
就能延長壽命？

「綠茶好像含有表沒食子兒茶素沒食子酸酯這種很厲害的成分！」

若是如此，買寶特瓶包裝的綠茶回家，每天飲用的話……是不是有人會出現這種想法？

的確，標籤上都寫著「綠茶」，但是請大家稍等一下。

實際上，如果想要藉由喝茶稍微提升一點健康效果，自己泡茶絕對還是比較划算的，我會推薦這個方式。

這是因為以**80℃的水溫沖泡綠茶（煎茶）時，最能釋出**表沒食子兒茶素沒食子酸酯一事已經過證實。

而且，只要使用超過80℃的高溫沖泡，表沒食子兒茶素沒食子酸酯就會變質。在茶類成品這方面，因為加熱殺菌時無法如此控制溫度，所以寶特瓶茶飲中，不太有表沒食子兒茶素沒食子酸酯的成分。

正因為如此，**才要使用「煮沸後稍微冷卻過」的熱開水，自己沖泡綠茶，並加入生薑**。這就是健康效果最高的飲用方式。

將熱水倒入茶杯中的那一刻，一看到那翡翠色的茶湯蔓延開來的情景，心情就會放鬆下來對吧。

就是此刻，我希望大家都能發揮日本人喜愛綠茶的ＤＮＡ，嘗試每天飲用綠茶。

從糖尿病、癌症，到失智症，預防各種「現代病」！

相較於只吃一種食品，有些食品和其他食品「同時食用」，在營養方面會比較好吸收，對健康的貢獻度會更加提升。

其實生薑和綠茶，就堪稱是這種最強組合之一。

不論是生薑還是綠茶，起源都非常古老。

兩者皆由中國傳到日本，共通點就是最初都在貴族等特權階級間備受珍視，並在江戶時代（譯註：西元１６０３年～１８６７年，日本由江戶幕府（德川幕府）統治的時期）左右普及到平民百姓之間。

從江戶時代就一直支撐眾多人口的食材，在現代聯手合作，更有效率地支援健康情況。

而且，相較於只攝取「生薑」或是只攝取「綠茶」，同時食用兩種食材還能帶來更棒的效果，所以這算是最完美的情況吧。

「生薑綠茶」的超級健康效果大致分成3種。

第1種是**「血壓調節效果」**。

綠茶所包含的表沒食子兒茶素沒食子酸酯，「能抑制血管緊縮素轉化酶（ACE）的活動，並擴張血管」，具有改善稍微偏高的血壓和預防飯後低血壓的功能。

生薑則具有「堵住『鈣離子通道』，並擴張血管」的功能。

第2種是**「改善脂質異常效果」**。

生薑會減少血液中的中性脂肪和低密度脂蛋白（LDL）膽固醇，而且還能使血液清澈順暢。關於這個事實，我們可以從伊朗巴博勒醫科大學和大不里士醫科大學的研究中得知。

血液中的中性脂肪和低密度脂蛋白膽固醇一旦變少，脂質異常的情況就會改善。如此一來，也就自然遠離造成心肌梗塞或腦中風原因的動脈硬化。

令人高興的是，綠茶也有減少低密度脂蛋白膽固醇的功能。而發揮這個功能的主要角色，果然還是綠茶裡的表沒食子兒茶素沒食子酸酯。表沒食子兒茶素沒食子酸酯特別能抑制小腸吸收膽固醇。

第3種是**「降低血糖效果」**。

不論是生薑還是綠茶，在對付糖尿病方面，都是最理想、和藥物屬於相同等級的食材。兩者都能「促進胰臟中的胰島素分泌」，或是胰島素因為肌肉、肝臟，以及脂肪等細胞處於無法正常運作的狀態，換句話說，就是具有「改善胰島素阻抗性」的效果。

其結果就是降低稍微偏高的血糖值、遠離併發症。

此外，從研究中也能得知綠茶的表沒食子兒茶素沒食子酸酯、表兒茶素沒食子酸酯這種**「沒食子酸酯型」**的成分，**能夠抑制血糖值的急速上升**。

那麼，在市面販售的乾燥綠茶（煎茶）中，包含多少兒茶素或表沒食子兒茶素沒食子酸酯的成分？

乾燥茶葉重量的15％左右是兒茶素，而在這之中有一半左右是表沒食子兒茶素沒食子酸酯。也就是說，1g的綠茶中，兒茶素的分量大約是150mg，而表沒食子兒茶素沒食子酸酯是75mg。

但是，溶解於1個茶杯（150ml）中的茶葉的兒茶素分量，在第1泡茶湯中是茶葉3成左右的45mg，而表沒食子兒茶素沒食子酸酯的分量則是2成5，大約20mg。

所以，**我希望大家一定要每天每餐都飲用「生薑綠茶」**。

接下來，我將為大家詳細說明「生薑綠茶」的絕佳飲用方式。

你的綠茶必須有點生薑

目次

序章 「生薑」和「綠茶」的健康組合誕生！

1 章

遠離疾病的「生薑綠茶」的驚人威力

2章

利用水壺就能隨身攜帶！用吃的也很美味！生薑綠茶的作法

3 章

關於生薑綠茶的10問10答！

註：效果因人而異。而且目前正在服用藥物的人，請務必和主治醫師商量。

1 章

「生薑綠茶」遠離疾病的驚人威力

生薑綠茶是
美味天然的藥物

從1800年前開始，生薑就一直作為「藥物」使用

從這個章節開始，我將以容易理解的方式，向大家慢慢說明生薑綠茶的驚人威力。

首先，希望大家先記住「生薑幾乎等同藥物」這件事。

原本生薑就一直作為「天然藥物」備受珍視。

在西元200年左右所撰寫的中國古代醫書《金匱要略》當中，生薑就已經作為**「治療孕吐的藥物」**登場。主要是作為「中藥」使用，並確認生薑具有「止吐效果」、「健胃、整腸效果」、「溫暖脾胃效果」、「鎮痛效果」、「解熱效果」、「止咳效果」、「強心效果」等等。

不只在東方，生薑在西方國家也拯救了眾多性命。

14世紀，鼠疫在英國倫敦出現歷史性規模的大流行疫情，許多人喪失性命。但是，**據說留下一份記錄，顯示有食用生薑的人並沒有因鼠疫喪生。**

為什麼生薑承擔了擊敗鼠疫的任務？

大眾認為這是因為生薑具有**「促進血液循環效果」**和**「解熱效果」**，而且還有強大的**「殺菌效果」**。

加熱後，生薑的威力會更加提升！

大家知道生薑具備2種對身體有益的成分嗎？

那就是**「薑辣素」**和**「薑烯酚」**。

這2種成分都具備強大的血管擴張作用、抗氧化作用，以及抗發炎作用等等。

就算只有這些效果，也已經非常難得，然而……

當生薑加熱到80℃左右，在生的生薑中含量很多的「薑辣素」就會減少，而「薑烯酚」的比例則會增加。

「薑烯酚」具有獨特的強大健康效果，那就是**「改善畏寒效果」**。

也就是說，**以80℃左右的熱開水沖泡出來的生薑綠茶，雖然「薑辣素」的成分**

會稍微減少，但是因為「薑烯酚」會增加，所以以這2種成分的效果為目標是最合適的。

尤其對畏寒的人來說，能使身體從內部發熱的薑烯酚就是「救世主」。

綠茶所含的兒茶素，也是健康的萬能藥

不只是生薑，就連「綠茶」也是健康成分非常豐富的食材。

在此複習一下，綠茶中所包含的主要兒茶素，是以表沒食子兒茶素沒食子酸酯為首，以及表兒茶素、表沒食子兒茶素、表兒茶素沒食子酸酯這4種。

這些成分說起來就是**兒茶素家族。以占兒茶素家族50～60%，像「一家之主」般存在的表沒食子兒茶素沒食子酸酯為中心，在人體內進行對身體有益的活動。**兒茶素就是這種形象。

兒茶素家族的效果涉及範圍很廣大，像是**強大的抗氧化作用、抗發炎作用、抗菌作用**，以及許多研究正在進行的**抑制致癌作用和抗癌作用……。**

世界各地都對這個廣泛的健康效果寄予期待。高濃度的兒茶素也以特定保健用食品（簡稱：特保）（譯註：指為了達成特定保健目的，於日常飲食中攝取的特別用途食品）的形式大受歡迎，就是其證據。

此外，兒茶素家族的優點，就是會和茶葉中豐富的維他命C「共存」。**同時攝取兒茶素和維他命C時，似乎能提升吸收率。**而且更幸運的是，綠茶的維他命C即使加熱也不容易損壞。

擁有優越條件的兒茶素家族，或許還隱藏著其他功效。

「一家之主」的表沒食子兒茶素沒食子酸酯也有助遠離動脈硬化

在兒茶素家族中，可說是「一家之主」的表沒食子兒茶素沒食子酸酯的魅力，就是它的高度**抗氧化力**。

表沒食子兒茶素沒食子酸酯的抗氧化作用，大約是維他命C的7倍、維他命E的14倍（以1分子可以消除幾個活性含氧物來比較的結果）。

因為可以抑制過度產生的活性含氧物造成的傷害，所以在抗老和維持健康方面非常有效。

活性含氧物也稱為「惡性氧」，會對所有體內組織造成傷害。這種狀態若持續下去，就很容易引起之後要討論的慢性生活習慣病和老化的情況。

舉例來說，如果血管組織氧化，血管就會產生慢性發炎，血管會失去柔軟度，直接演變成動脈硬化的情況。

要使表沒食子兒茶素沒食子酸酯發揮最大威力，有一個必須注意的事情。

那就是不要使用過於高溫的熱開水去製作生薑綠茶。

像超過80℃的溫度，表沒食子兒茶素沒食子酸酯的構造就會逐漸產生變化，無法發揮本來的健康效果。請大家特別注意這一點。

雖然有點突然，
但在此要先稍微公開作法

只要在綠茶中加入生薑！

接下來，我們將針對各種症狀和疾病，具體確認生薑綠茶會發揮何種效果。在這之前，可能也有許多人會說：「我想要趕快知道作法！」所以我要先稍微說明一下（詳細作法請參照第2章）。

其實作法簡單到讓人覺得很不好意思。

但是，作法本來就應該簡單、輕鬆一點比較好。請大家不要太驚訝。

「飲用的生薑綠茶」的作法，就只是利用3g的茶葉（煎茶）和150ml的熱開水沖泡綠茶，再加入磨碎的5g薑泥。

「吃的生薑綠茶」的作法，就只是在1.5g的綠茶粉中，加入磨碎的10g薑泥。

「想要事先做準備」的人，請立刻前往附近的超市等賣場，購買煎茶的茶葉、綠茶粉和生薑。

但是，請注意「綠茶粉」和「抹茶」的差異，不要買錯。雖然同樣是粉狀，但其中兒茶素之類的營養成分還是有所不同。

高血壓

偏胖、有高血壓的人就是需要生薑綠茶！

雙重的降血壓作用令人期待，甚至還有使血液清澈順暢的效果！

對於「些許偏胖、血壓很高」的人來說，這是一個喜訊。

根據加拿大麥克馬斯特大學所做的14篇論文綜合評價（系統性文獻回顧），可以得知綠茶對於有點肥胖的人來說，不論血壓是處於收縮期或擴張期，都能「明顯降低血壓」。

根據澳洲阿德雷德大學的調查，據說「綠茶有降低血壓的效果，而且這種作用對於不抽菸的人的影響比較大。」

當然，生薑也有強大的降血壓作用。為了治療高血壓而服用降血壓藥（鈣離子通道阻斷劑）的人，因進行臨床實驗另外攝取生薑後，據說不只血壓下降，「血液甚至還清澈3倍」。

理由很簡單。那就是生薑具有堵住細胞中的「鈣離子通道」，擴張血管的效果。而綠茶則具有抑制血管緊縮素轉化酶（ACE）的活動，並擴張血管的效果。這就是生薑和綠茶搭配所產生的加乘作用。

糖尿病

利用「薑辣素」和「沒食子酸酯」的雙重效果降低血糖值！

不是在飯後飲用，關鍵是要在飯前飲用！

不論是生薑還是綠茶，在對付糖尿病方面，都是最理想，和藥物屬於相同等級的食材。兩者都能透過抗氧化作用提高胰臟胰島的胰島素分泌功能，改善胰島素阻抗性。而結果就是**降低偏高的血糖值，遠離併發症。**

接下來，我們繼續確認跟綠茶相關的數據。在中國第三軍醫大學所進行的17篇論文綜合評價中，據說有一份數據是**「一天飲用10杯綠茶，空腹時的血糖值會降到16．2mg／dl，糖化血色素則會下降0．3％。」**

此外，根據美國奧勒岡州立大學的研究，可以得知綠茶的表沒食子兒茶素沒食子酸酯或表兒茶素沒食子酸酯的**「沒食子酸酯型」的成分，能夠延緩醣類在小腸中的分解、吸收，抑制血糖值急速上升**。這並不是「減少」吸收糖分，而是因為抑制吸收速度，所以能預防飯後產生急劇血糖值變化的「血糖值飆升」（飯後高血糖、隱形糖尿病）。

最重要的是，據說和飯後飲用綠茶相比，在飯前飲用的效果比較大。難以時常飲用生薑綠茶的人，也請養成在飯前飲用的習慣。

另外，我自己也做了一個實驗。我請好幾個人在1個月的期間內，每天飲用6杯生薑綠茶，結果有人原本處於糖尿病範圍內的空腹血糖值從129mg／dl降到102mg／dl、有人原本66歲的血管年齡降到45歲，還有人原本處於異常值的低密度脂蛋白（LDL）膽固醇值，從165mg／dl降到135mg／dl，回到正常範圍，讓我親眼見證生薑綠茶令人吃驚的威力。

血管年齡可以透過以下2個檢查推斷。分別是「加速度脈搏檢測」和測量雙手手腕、雙腳腳踝的血壓和脈搏的「血壓脈搏檢測」。

綜上所述，生薑綠茶具備各種健康功效。

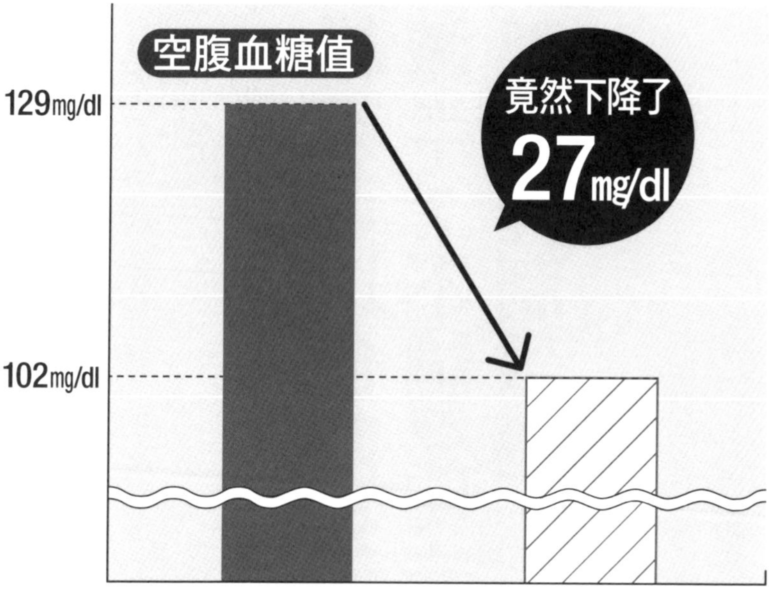
空腹血糖值
129mg/dl
102mg/dl
竟然下降了
27mg/dl

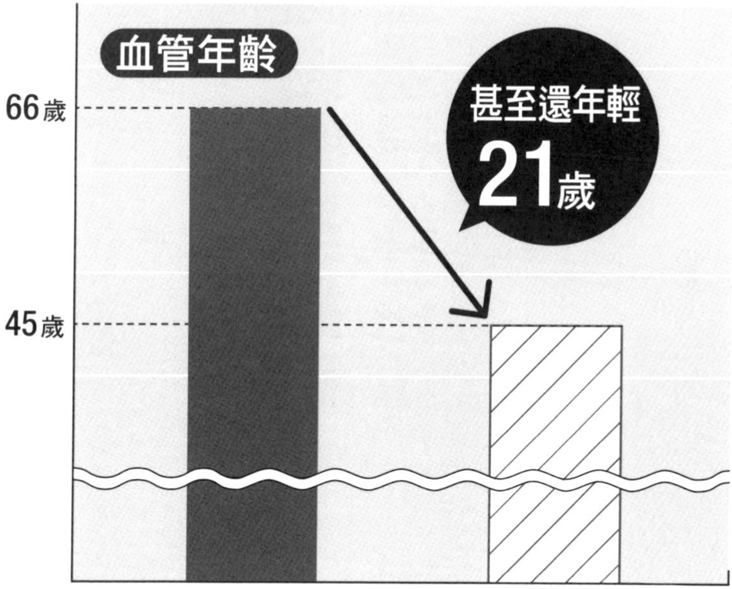
血管年齡
66歲
45歲
甚至還年輕
21歲

癌症

綠茶可以使前列腺癌的發病率減半？不論是生薑還是綠茶，都能抑制致癌！

生薑能抑制初期癌症的進行？

關於各種部位的癌症，生薑都有許多令人欣喜的實驗結果。

在美國密西根大學進行的臨床實驗中，出現了**持續攝取生薑，可以抑制大腸的惡性息肉和初期癌症進行**的驚人結果。

綠茶的效果也毫不遜色。

在日本國立癌症研究中心所做的11篇論文綜合評價中，一天飲用5杯以上綠茶的女性，和一天飲用不到1杯的女性相比，**罹患胃癌的風險是0．79倍，也就是降低2成左右。**

透過綠茶的兒茶素威力，對各個部位的癌症能帶來預防或抑制增生的效果，而這些部位的癌症名單如下（動物或是試管內的實驗）：

◆前列腺癌⋯（男性罹患率第4名）

◆肺癌…（男性罹患率第2名／女性罹患率第4名）
◆大腸癌…（男性罹患率第3名／女性罹患率第2名）
◆肝癌…（男性罹患率第5名）
◆胰臟癌
◆乳癌…（女性罹患率第1名）
◆子宮內膜癌&子宮頸癌…（女性罹患率第5名）
◆卵巢癌
◆食道癌…（特指喝溫熱綠茶※，尤其針對女性的防癌效果更明顯。）
◆胃癌…（特指喝溫熱綠茶※，尤其針對女性的防癌效果更明顯。／女性罹患率第3名）

※（罹患率的名次來自日本國立癌症研究中心發表的2013年資料）
※「溫熱」指溫度在70～80度C，溫度過高反而會導致胃癌和食道癌。

絕對不能錯過，綠茶的顯著預防致癌效果

以男性好發的前列腺癌為例。

在日本國立癌症研究中心主導的多目的特定集團研究中，一天飲用5杯以上綠茶的男性，和一天飲用不到1杯的男性相比，罹患轉移可能性很高的**進展性前列腺癌的風險是0．52倍，大約是一半。**

以女性罹患第1名的乳癌為例。

根據中國天津醫科大學以中國女性為對象所做的39篇論文的綜合評價中，經常喝茶的女性，和不喝茶的女性相比，罹患乳癌的風險是0．79倍。

此外，在美國哈佛大學和明尼蘇達大學的研究中，也分別顯示綠茶會使罹患乳癌的風險降到0．73倍和0．78倍。

也就是說，**經常飲用綠茶，也會使罹患乳癌的風險減少20～25％。**

推測這些效果都歸功於表沒食子兒茶素沒食子酸酯的抗氧化作用，以及促進癌細胞細胞凋亡（自殺）的作用。

表沒食子兒茶素沒食子酸酯還能提高直接攻擊癌細胞的自然殺手細胞（natural killer cell，NK）的活性。

動脈硬化、腦中風

利用「生薑」使血液清澈順暢，利用「綠茶」使血管健康柔軟！

這就是生薑和綠茶搭配後的巨大加乘作用

生薑能減少血液中的低密度脂蛋白（LDL）膽固醇，使血液清澈順暢。

由日本國立循環器官病研究中心所主導，以45～74歲的人為對象的多目的特定集團研究，針對「一天所飲用的綠茶量」和心血管疾病的關係進行研究。

研究結果發現，一天飲用4杯以上綠茶的人，和完全不飲用綠茶的人相比，引發心血管疾病的風險是0．84倍，引發腦中風的風險則是0．8倍（腦梗塞的風險是0．86倍、腦出血的風險是0．65倍）。

推測這是因為兒茶素的降血壓作用或血管內皮保護作用等其他作用造成的結果。

也就是說，若每天飲用4杯以上的綠茶，就能擴張動脈、改善高血壓，預防動脈粥樣硬化（動脈內側形成粥狀隆起的狀態），所以能遠離心血管疾病。這種效果可說是要特別歸功於發揮巨大抗氧化作用、抗發炎作用，以及抗血栓作用的表沒食子兒茶素沒食子酸酯。

脂質異常症

低密度脂蛋白膽固醇和中性脂肪都會銳減的奇蹟

除了脂質異常症，甚至還能遠離動脈硬化

如同之前頁面所看到的，生薑能減少血液中的中性脂肪和低密度脂蛋白（LDL）膽固醇，幫助血液清澈順暢。這個論述能從伊朗巴博勒醫科大學和大不里士醫科大學的研究中得知。

只要符合下列其中一個條件，就會診斷為脂質異常症（每一個條件都是使用空腹時抽血的資料）。

◆低密度脂蛋白（LDL）膽固醇值……140mg／dl以上

◆高密度脂蛋白（HDL）膽固醇值……未滿40mg／dl

◆中性脂肪（TG）數值……150mg／dl以上

（出處：來自日本動脈硬化學會「動脈硬化性疾病預防指南」2007年版）

脂質異常症好發於女性，且容易引起動脈硬化的情況也已獲證實。

也就是說，來自血液中的中性脂肪或低密度脂蛋白膽固醇一旦變少，就能改善脂質異常症。如此一來，也就能逐漸遠離造成心肌梗塞或腦中風原因的動脈硬化。

之前的巴博勒醫科大學的研究，是以有脂質異常症的人作為研究對象。「生薑組」是讓研究對象一天攝取3g（1g×3次）的生薑粉，而「安慰劑組」是一天攝取相同分量的乳糖，在45天後調查血液中的脂質狀態。

其結果是，**攝取生薑的組別，和攝取安慰劑的組別相較之下，血液中的中性脂肪和低密度脂蛋白膽固醇明顯減少，而高密度脂蛋白膽固醇則是增加。**

另外，令人高興的是，生薑也和綠茶一樣，都具有減少低密度脂蛋白膽固醇的功效。

中國北京協和醫學院進行了14篇論文的綜合評價。發表的結果如下：「**綠茶確實能減少低密度脂蛋白膽固醇**，但高密度脂蛋白膽固醇則沒有變化。」

此外，由日本農研機構（NARO）針對17篇論文進行的綜合評價，則是提出「一天攝取1．4～8g的綠茶粉，在4～14週後，低密度脂蛋白膽固醇大約下降9．3mg／dl」的報告。

其理由果然還是因為綠茶的表沒食子兒茶素沒食子酸酯！

由此可以得知，表沒食子兒茶素沒食子酸酯，具有抑制體內吸收中性脂肪和低密度脂蛋白膽固醇這種脂質的功能，尤其是在小腸等器官中。

若能藉由生薑和綠茶的加乘效果，改善膽固醇的相關問題，就太理想了。

失智症

清除腦部垃圾，甚至還能增加腦神經細胞！

失智症的風險還能降到將近7成！

占了失智症大約68％的阿茲海默型失智症，是因為腦神經細胞堆積老廢物質、腦神經細胞受傷或減少，腦部的「海馬迴」萎縮而發病。

生薑在預防海馬迴萎縮方面有很大的效果，所以在預防失智症上是最理想的。

當然綠茶也很適合拿來預防失智症，在這方面有許多驚人的數據。

根據日本金澤大學的調查，**每天飲用綠茶的人，和完全不飲用綠茶的人相較之下，罹患失智症或輕度認知障礙的風險是0．32倍，甚至低到7成左右。**此外，調查顯示紅茶或咖啡沒有降低風險的效果。

其理由是，綠茶的表沒食子兒茶素沒食子酸酯，可以保護腦神經細胞，避免腦神經細胞受損、去除囤積於腦神經細胞的老廢物質，並增加腦神經細胞。

另外，綠茶也具有預防或改善帕金森氏症和憂鬱症的效果。希望大家繼續活用綠茶的威力。

肝臟疾病

即使滴酒不沾，肝臟還是每天過度運作！必須用生薑綠茶慰勞一下

不喝酒的人，也請飲用生薑綠茶

即使完全不喝酒，卻因為過量飲食而罹患肝臟疾病的人正逐漸增加。

例如「非酒精性脂肪肝疾病」（non-alcoholic fatty liver disease，NAFLD）和「非酒精性脂肪肝炎」（nonalcoholic steatohepatitis，NASH）等疾病。一旦這些情況變嚴重，就會轉為肝硬化或肝癌。

明明不喝酒卻罹患肝臟疾病的理由。直截了當地說，就是因為活性含氧物造成的慢性發炎。代謝酒精等各種物質，甚至進行解毒的肝臟，就是產生許多活性含氧物的一個部位。在日本久留米大學的研究中，讓NAFLD的患者每天飲用含有1g左右的兒茶素（綠茶粉約7g）的高濃度兒茶素飲料，持續飲用3個月後，積存在肝臟的脂肪減少，肝功能有所改善。

在伊朗德黑蘭醫科大學的研究中，則是讓NAFLD的患者在3個月的期間內，每天飲用2g的薑粉，最後肝功能獲得改善。

綜上所述，生薑綠茶對於產生活性含氧物的肝臟問題有其效果存在。

風濕病、關節炎

生薑和綠茶能緩解疼痛！

具備抗發炎作用的兩大食材發揮特長！

關節和關節附近所產生的疼痛，會讓人覺得很難受。

尤其類風濕性關節炎是女性好發的一種免疫異常疾病，其發病原因不明，而且也無法斷言已經確定完善的治療方法，所以一直令許多人感到困擾。

但是，在此有個好消息。那就是透過生薑綠茶，或許就能減緩這種症狀！

根據丹麥哥本哈根大學醫院等研究顯示，生薑的薑烯酚具備強大的**抗發炎作用**，能緩和骨關節炎的疼痛。

綠茶的表沒食子兒茶素沒食子酸酯的抗氧化作用很強，消滅活性含氧物後，就能遠離發炎的情況。沒錯，目前也有人提出治療效果的報告。

根據沙烏地阿拉伯沙特國王大學的研究結果，則是提出「一天飲用4～6杯的綠茶，1週進行3次40～60分鐘的有氧運動，類風濕性關節炎的症狀就會大幅改善」的報告。

也就是說，若生薑和綠茶聯手合作，就會成為最強組合。請大家務必嘗試看看。

感冒或流行性感冒等傳染病

甚至能強力封鎖諾羅病毒、輪狀病毒、食物中毒和黴菌

流行性感冒的發病風險大約變成一半

生薑的薑辣素具有**驅除細菌或病毒的殺菌作用。**

就連綠茶的表沒食子兒茶素沒食子酸酯的殺菌作用也非常強大。綠茶**甚至還能抑制流行性感冒、病原性大腸菌這種容易引發嚴重疾病的病原體增生。**而且「還不會清除腸內的好菌」，真是令人驚訝。

在日本靜岡縣立大學的調查研究中，有一份報告顯示一天飲用3～5杯綠茶的小學生，和一天飲用不到1杯的小學生相比，**流行性感冒的發病風險是0．54倍（一半左右）**。另外，根據日本東北大學的調查研究，也出現了一天飲用5杯以上綠茶的女性，和一天飲用不到1杯的女性相比，**因為肺炎鏈球菌等病菌引起肺炎（死因第3名）的死亡風險是0．53倍（一半左右）**的結果。

從這些數據看來，飲用生薑綠茶還具有遠離諾羅病毒、輪狀病毒、各種食物中毒，以及香港腳等疾病的效果。

減肥

燃燒脂肪，體重、BMI和腰圍全下降！

在全世界造成話題，生薑和綠茶的減肥效果

根據伊朗大不里士醫科大學的研究，肥胖女性一天攝取2g的薑粉，持續3個月後，代表肥胖程度的BMI明顯降低。

綠茶也毫不遜色。台灣國立陽明大學的報告指出：「連續12週攝取高濃度兒茶素茶類後，**體重就從76．8kg變成75．7kg，減少1．1kg，而腰圍則從95．1cm變成92．8cm，減少2．3cm。**」

此外，從中國的食品和家庭用品的綜合廠商「上海聯合利華」以中國人為對象所做的研究中，得到以下結論：「若每天飲用500〜900mg的高濃度兒茶素茶類（相當於3．3〜6g的綠茶粉），並持續進行12週的話，就能帶來**體重減少1．7%，腰圍減少2%左右的效果。**」

生薑和兒茶素能抑制脂肪吸收，提高體脂肪的分解和燃燒，所以若在用餐前，或是進行慢跑等有氧運動的30分到1小時前飲用生薑綠茶，減肥效果就會更加提高。

蛀牙、牙周病、口臭、口內炎

飯後飲用是關鍵，漱口進行口腔保健

守護所有人的口腔健康

維持口腔健康也是生薑綠茶的守備範圍。綠茶的表沒食子兒茶素沒食子酸酯**可以預防牙齦發炎、防止導致牙周病的致病菌增生、預防蛀牙、牙周病和口臭。**當然，具有強大殺菌作用的生薑薑辣素也能發揮同樣的功能。在這個章節，我將特別介紹有關綠茶的研究結果。

根據伊朗馬什哈德醫科大學的研究，據說綠茶也有助於**預防**由轉糖鏈球菌群所引起的**蛀牙**、以及由牙齦單胞菌所引起的**牙周病**。

從加拿大拉瓦爾大學的研究中，可以得知表沒食子兒茶素沒食子酸酯能有效預防由口臭致病菌Solobacterium moorei所引發的口臭。

此外，利用綠茶「漱口」，也有很大的效果。

根據伊朗巴博勒醫科大學的研究，利用綠茶進行口腔清潔（漱口）能有效預防牙周病。例如有照護需求者，若是難以自行使用牙刷刷牙的人，也請考慮看看利用生薑綠茶漱口的方式。

眼睛

透過兒茶素威力，罹患白內障的風險大約減少４成！

甚至能防止在不知不覺中發生的眼睛氧化

隨著年齡增加而難以避免的疾病之一，就是白內障（老年性白內障）。

所謂的「白內障」，是指扮演眼睛鏡頭的「水晶體」的主要成分「蛋白質」，因為氧化的關係所引起的疾病。這是年輕時完全透明的水晶體，隨著老化逐漸混濁的疾病。造成水晶體的蛋白質氧化的原因，推測是因為體內過度增加的活性含氧物，或是在室外時遭受紫外線照射等情況。

雖然這是確實前往眼科求診就很容易治癒的疾病，但放著不管也可能變得很嚴重。

根據中國浙江省疾病預防管理中心所進行的調查，發現**一天飲用2杯以上綠茶的人，和不飲用綠茶的人相比之下，白內障的發病風險是0．58倍。**

也就是說，「飲用綠茶能使罹患白內障的機率降低4成左右」。

該中心推薦大家每天飲用500ml普通濃度綠茶。

這在生薑綠茶健康法中，算是能夠完全負擔的分量吧。

此外，根據伊朗哈利利醫院的研究，據說綠茶還具有預防乾眼症的功效。

過敏

從流行季節前一個月起經常飲用，就能和花粉症說再見

透過生薑和綠茶雙重封鎖花粉症！

生薑的免疫調節作用，甚至還**具有擊退花粉症的威力。**

這是因為**薑辣素能夠預防引起過敏的「IgE（免疫球蛋白E）抗體」形成。**

此外，**薑烯酚能夠抑制引起花粉症各種症狀的「組織胺」等化學傳導物質的釋放。**

綠茶的表沒食子兒茶素沒食子酸酯也具有相同威力。

所以，生薑和綠茶是能產生加乘作用的最強組合。

也有許多專家注意到這個情形。實際上，也已經針對這個組合進行幾項實驗。

從花粉症流行季節的前一個月起，開始習慣飲用生薑綠茶，就能帶來減緩症狀的效果。

薑辣素和表沒食子兒茶素沒食子酸酯具有緩和IgE抗體數值變高時所形成的過敏性鼻炎、哮喘或異位性皮膚炎等症狀的威力。

骨頭

透過兒茶素威力提升骨質密度，預防、改善骨質疏鬆症

若想提高骨質密度，請飲用生薑綠茶！

人稱「50歲以上的女性，3人中就有1人罹患」的骨質疏鬆症。

當然，對男性而言也並非事不關己的事情。為了避免骨質密度下降，我希望大家能從飲食中攝取所需的營養。例如攝取鈣質或促進鈣質吸收的維他命D等等。此外，有報告指出，綠茶也能對骨頭健康帶來正面影響。

從美國德克薩斯理工大學的動物實驗中，可以得知兒茶素具有促進骨頭形成、抑制骨頭受損的功能，還有透過抗氧化作用和抗發炎作用防止骨質密度下降的功能，並預防、改善骨折或骨質疏鬆症。

根據日本東北大學花費3年時間所做的追蹤調查研究，65歲以上的高齡者一天飲用5杯以上綠茶的人，和一天不到1杯的人相比，**因骨質疏鬆症等情況導致需要他人照護狀態的風險是0．67倍。**

當然，烏龍茶、紅茶和咖啡並沒有降低風險的效果。

綠茶居然還能在提升骨質密度這方面有所貢獻，真的令人很驚訝。

肌膚、頭髮

減少色斑，增加髮量！

除了肌膚之外，甚至還能對肌膚底層細胞發揮作用

不論是生薑還是綠茶，對於肌膚的老化現象，也就是因為「氧化」所造成的色斑或皺紋、因「糖化」形成的暗沉或鬆弛，或是因「發炎」所引起的青春痘或濕疹，都能產生預防效果。

這兩種食材甚至還具備肌膚**抗老化效果和美白效果**。德國維藤海德克大學有一個非常有趣的研究。據說一天攝取1．4g的兒茶素（相當於9g的綠茶粉），持續進行三個月後，就能保護皮膚，避免皮膚遭受紫外線的傷害，增加皮膚微小血管的血流活動，改善皮膚品質。

此外，根據韓國首爾大學的研究，可以得知綠茶也能給頭皮肌膚（頭皮）帶來好處。因為表沒食子兒茶素沒食子酸酯也具有促進人類毛囊真皮乳突細胞增生的作用，以及頭皮的殺菌作用和抗發炎作用，所以據說能預防掉髮、促進毛髮生長。

生薑也有**強大的促進生髮效果**，甚至還有以生薑成分為基底的生髮劑。如果能利用生薑綠茶獲得美肌和豐富的髮量，那就太棒了。

2 章

利用水壺就能隨身攜帶！用吃的也很美味！生薑綠茶的作法

① 茶葉（煎茶）3g

茶類的部分，在「綠茶」中要選擇「煎茶」。※「玉露」、「冠茶」、「抹茶」、「番茶」、「焙茶」都不適合拿來製作生薑綠茶，要特別注意這一點。3g的分量是1½～2小匙。

※也可以採用台灣在地綠茶。

② 生薑5g

使用磨泥器或食物調理機等器具將生薑磨成薑泥。可以除掉纖維質，最重要的部分是磨好的薑汁泥。5g的分量，以磨好的薑泥來說就是1小匙。

③ 熱開水150ml

過濾的生水或瓶裝水皆可，只要將喜歡的水煮沸。可以用微波爐或是熱水瓶加熱。

④ 茶壺

⑤ 茶杯

準備的東西有5樣

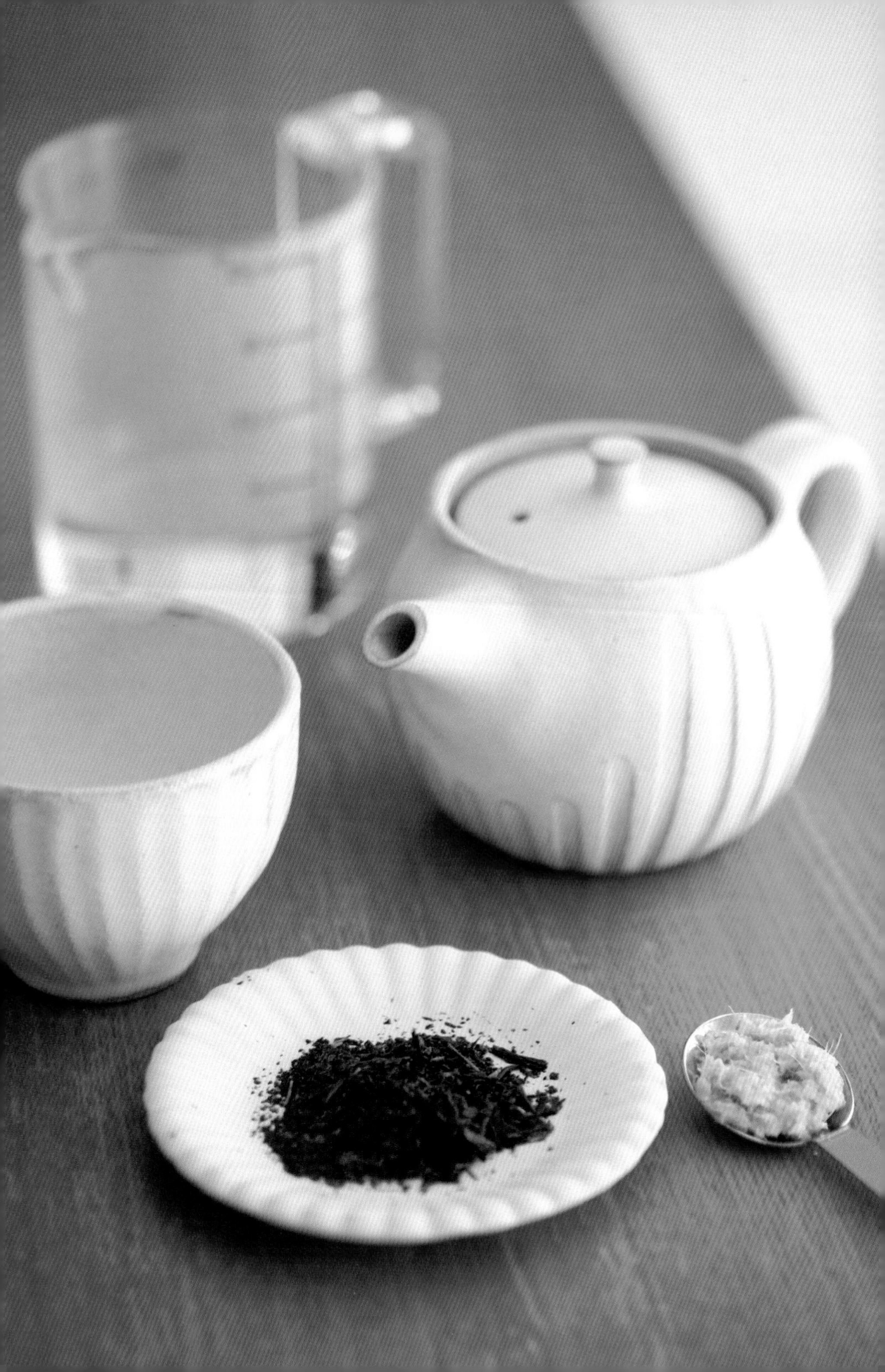

基本作法

作法超級簡單，就是「泡好綠茶，再加入生薑即可。」而且這個作法「容易飲用、美味，又能使身體暖和」。請務必每天持續飲用。但是，如果使用溫度太高的熱開水，就會破壞綠茶的營養成分，所以要特別注意。

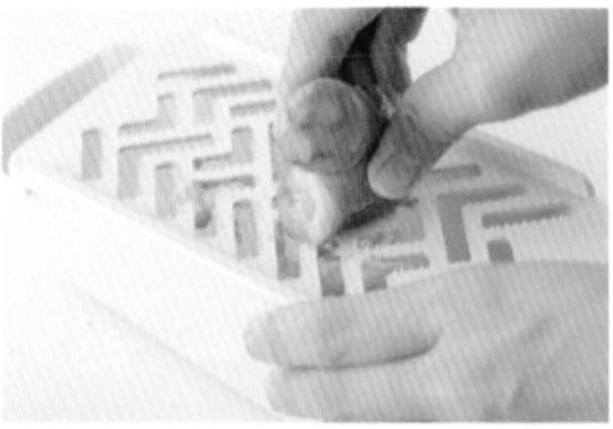

①將生薑磨成薑泥

用磨泥器將生薑（5g）磨成薑泥。

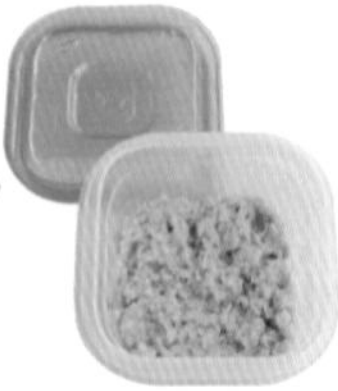

磨碎的薑泥放在冰箱冷藏可以保存1週左右。

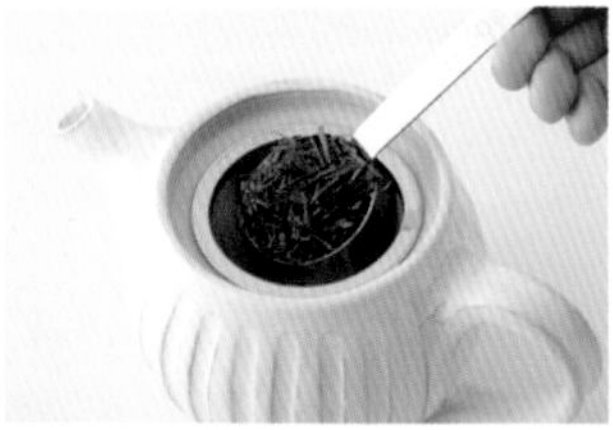

②將茶葉放入茶壺中

在茶壺中放入3g（1½～2小匙）的茶葉。

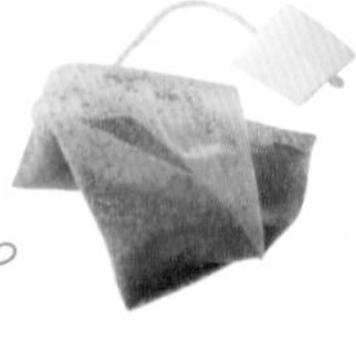

也可以使用茶葉量3g以上的茶包。

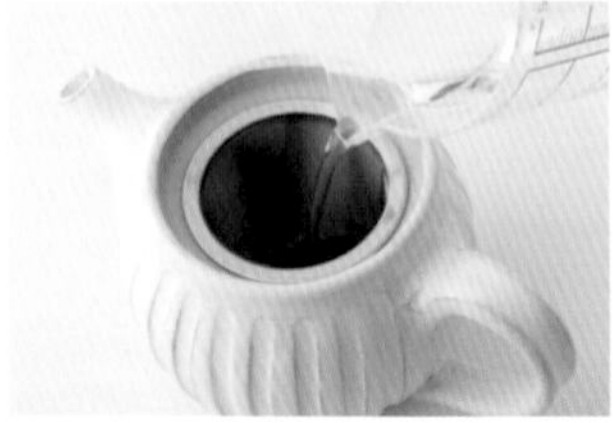

③用量杯測量需要的熱開水分量，再倒入茶壺中

先在量杯中倒入已經煮沸的150ml熱開水，讓其冷卻到80℃左右。再將量杯中的熱開水倒入裝有茶葉的茶壺。

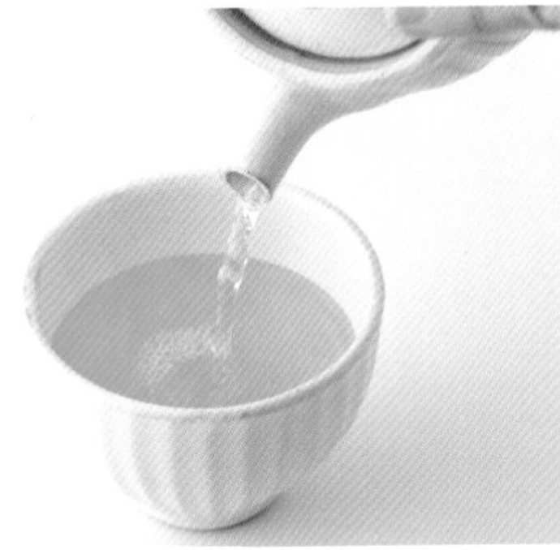

④將綠茶倒入茶杯中

將綠茶從茶壺倒入茶杯中。

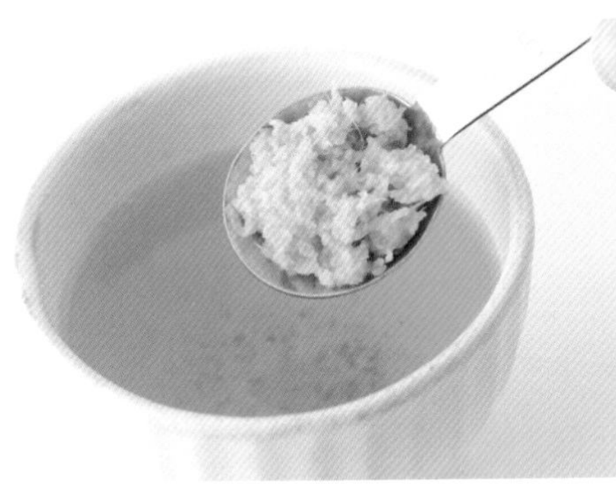

⑤將綠茶和生薑混合在一起！

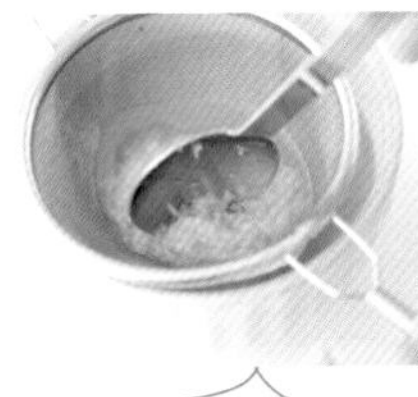

在步驟④的綠茶中加入磨好的薑泥（5g／1小匙），攪拌均勻就完成了。此時若使用濾網，就能將薑泥中的渣渣（纖維質）確實濾掉。

濾網請準備網眼極細小的。

關鍵！

也可以使用熱水瓶等顯示「80℃」的熱開水。若是這種情況，就可以立刻將熱開水倒入茶壺中。

害怕生薑味道的人，就多加一點熱開水！

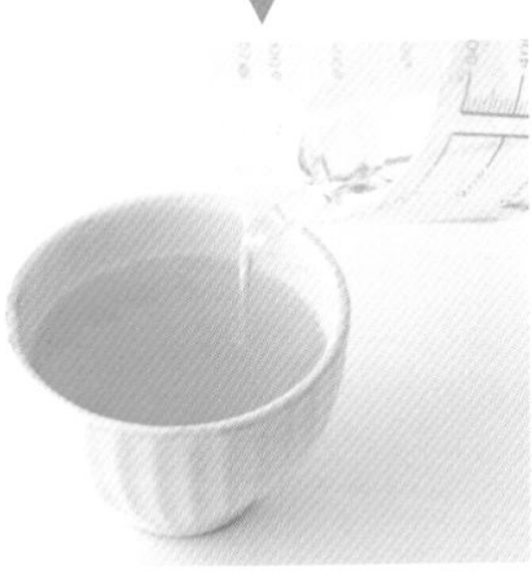

每餐的飯前飯後各飲用1杯！

採用生薑綠茶健康法時，如同之前頁面所看到的，在飯前飯後各飲用1杯「生薑綠茶」是最理想的方式。

「三餐」×「飯前、飯後共計2杯」＝6杯

也就是說，一天飲用6杯的話，就能獲得綜合性的健康效果。

雖說如此，要發揮最大的效果，飲用的時機也非常重要。

基本的觀念是，每天「三餐」的時間都幾乎固定，用餐的間隔時間相等是最理想的。

如此一來，就能在起床後活動的期間，在體內以均等的間隔時間吸收生薑綠茶的成分。受到生薑綠茶成分影響的「血中濃度」，在白天幾乎也容易維持在一定的範圍。

這是營養成分在我們體內發揮作用時，非常重要的條件。

推薦一天飲用的生薑綠茶分量，並不是一次大量喝完（吃完），分成3次照三餐攝取，健康效果會比較容易發揮出來。

所以，「一天6杯，在飯前飯後飲用」這個模式是最理想的。

此外，在飯「前」和飯「後」飲用，各有不同的優點。

在飯前飲用生薑綠茶，能將因用餐而急速上升的血糖值，控制為較和緩的狀態。對於飯後高血糖或糖尿病，能發揮遠離發病的作用。

在飯後飲用生薑綠茶，就能發揮殺菌作用，不只是口臭，甚至還能預防蛀牙或牙周病。

從以前開始，壽司店就會在用餐後端「茶」（綠茶）出來。這也帶有「為了防止食物中毒」的涵義。包含蛀牙菌和牙周病菌在內，還能擊退導致食物中毒的致病菌。綠茶就是有那麼強大的殺菌效果。

當然在「用餐時間」之外，像「點心時間」等時段，吃點什麼的時候——

請大家務必飲用1杯生薑綠茶。

在飯前飲用的話，具有抑制血糖值上升的效果，若在飯後飲用，則有保持口腔衛生的效果。

覺得「每次都要泡茶，好麻煩」的人……？

每次用餐都要泡茶，覺得好麻煩……有這種想法的人，就事先做好一天分900ml的「生薑綠茶」吧。當然健康效果不會有任何改變。

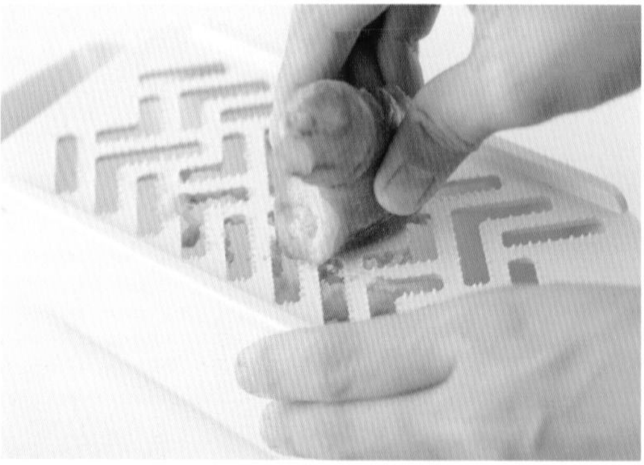

①將生薑磨成薑泥

用磨泥器將30g（5g×6杯的分量）的生薑磨成薑泥。

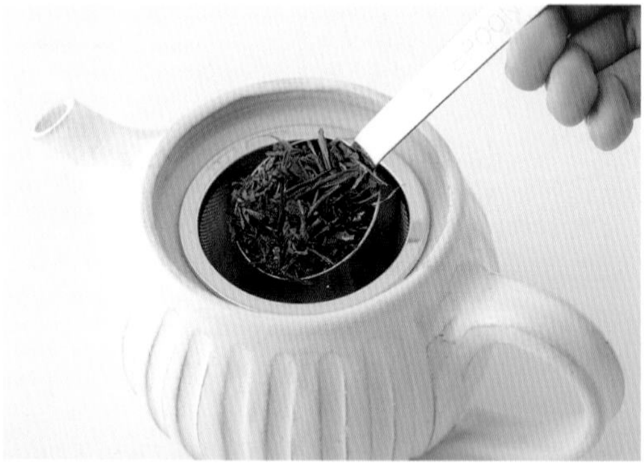

②將茶葉放入茶壺中

在茶壺（熱水瓶）中放入18g（3g×6杯的分量）的茶葉。

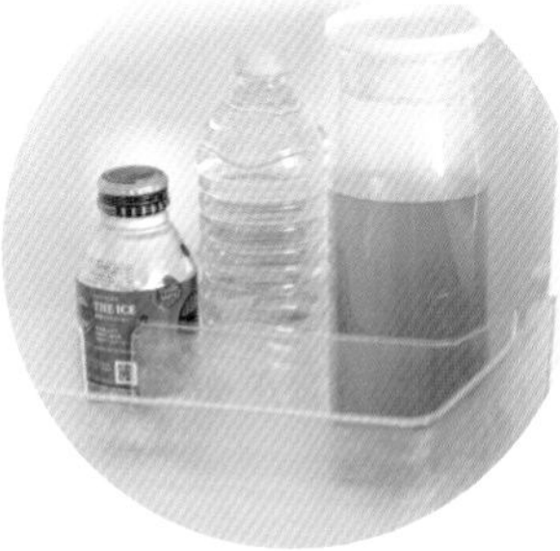

也可以放入
冰箱冷藏！

※不建議冷藏到隔夜，
以免茶水變質。

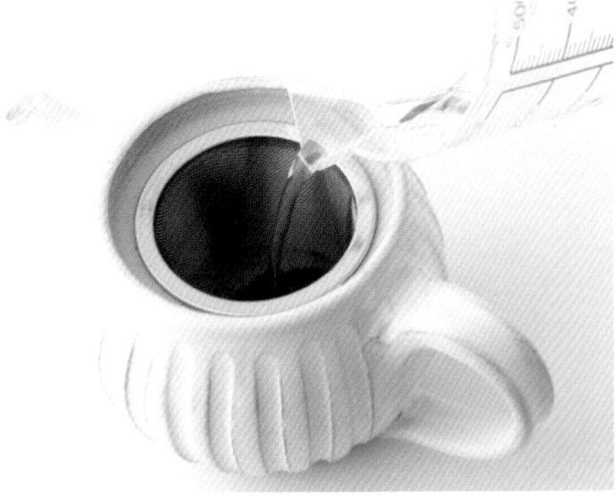

③ 用量杯測量需要的熱開水分量，再倒入茶壺中

先在量杯中倒入已經煮沸的熱開水，讓其冷卻到80℃左右。再將已經冷卻的900ml熱開水倒入裝有茶葉的茶壺。等待30秒～1分鐘後，再將綠茶倒入耐熱水瓶中。

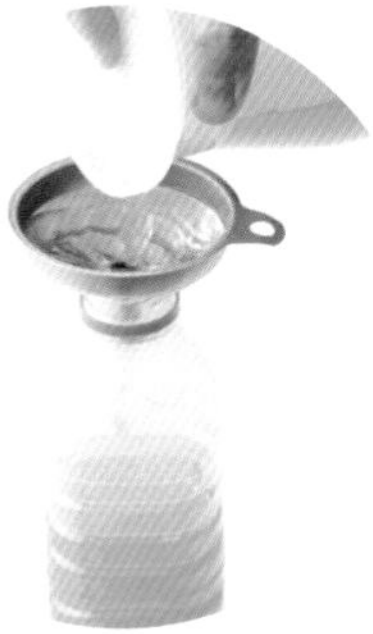

要隨身攜帶時，只要使用漏斗裝進寶特瓶或水壺，就能輕鬆完成！

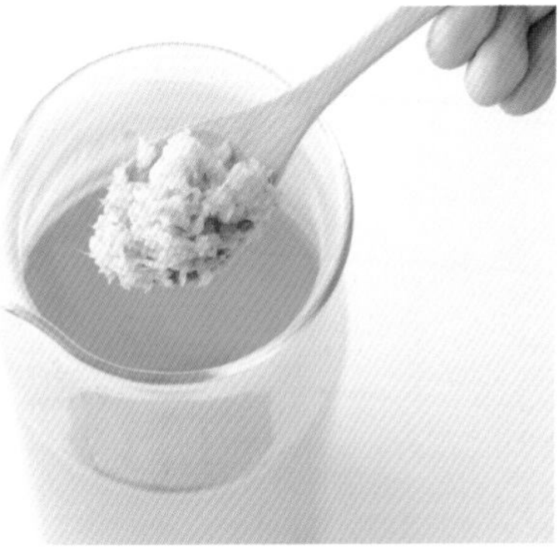

④ 在耐熱水瓶中加入生薑

在步驟③的耐熱水瓶中，加入步驟①已經磨好的薑泥，再輕輕攪拌。

特殊絕招1

要逐一清洗茶壺很麻煩……有這種想法的人

就利用綠茶粉泡茶吧！

從茶葉開始「用熱水沖泡」，就會增加事後的清洗工作，覺得很麻煩……有這種想法的人我推薦使用綠茶粉，能完整攝取所有營養成分。

但是，在茶道等場合使用的「抹茶」和「綠茶粉」的原料不同，所以不適合製作生薑綠茶，這一點要特別注意！

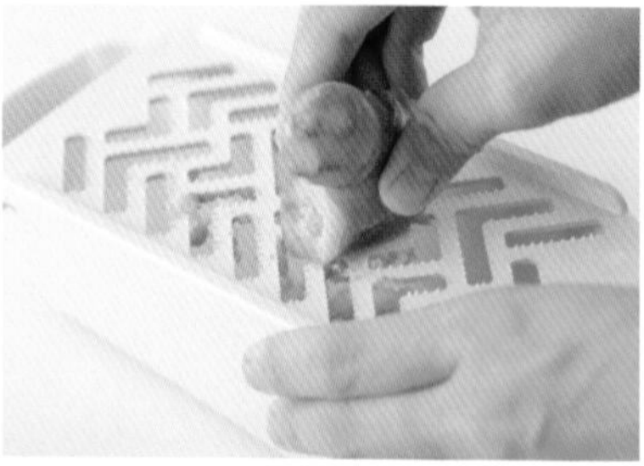

① 將生薑磨成薑泥

用磨泥器將生薑（5g）磨成薑泥。

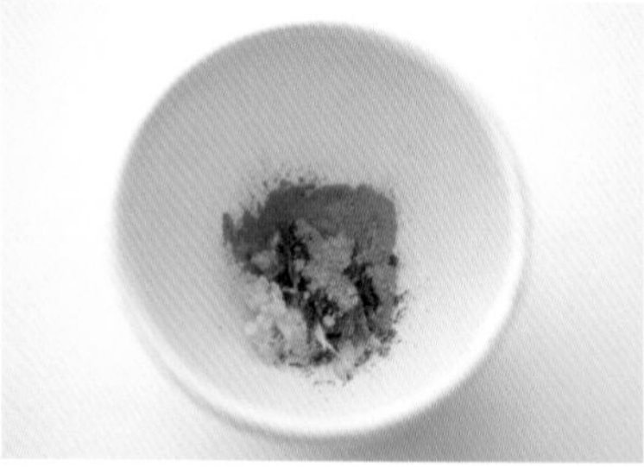

② 將薑泥和綠茶粉倒入茶杯中

在茶杯中倒入步驟①磨好的薑泥和0.75g（¼小匙）的綠茶粉。

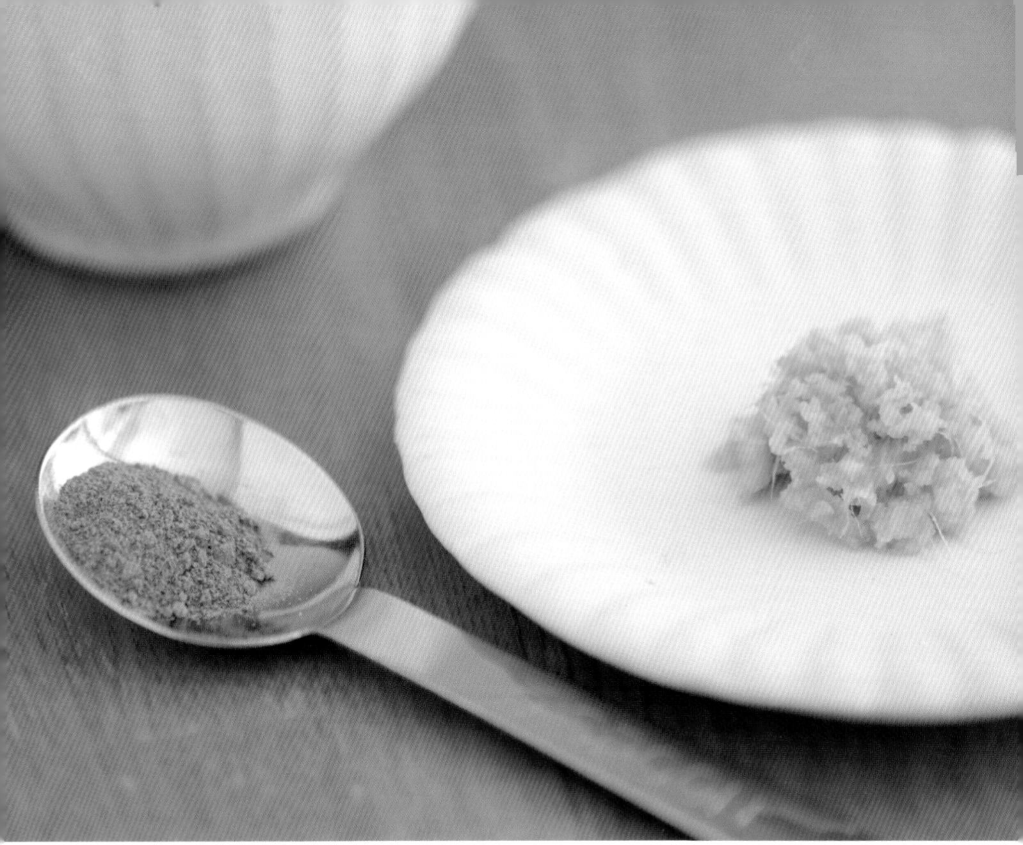

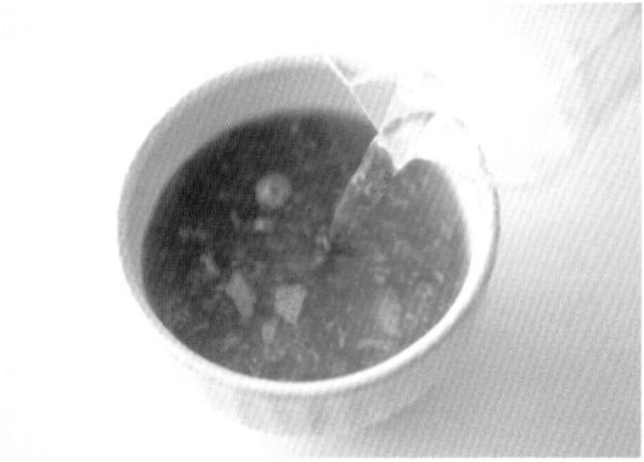

③ 倒入熱開水

在量杯中倒入已經煮沸的熱開水，並讓其冷卻，再倒入步驟②的茶杯中。

關鍵！

可以簡單量出¼小匙分量的量匙，在百元商店等店家都有販賣。

特殊絕招2

「只要在熱開水中迅速倒入」

生薑綠茶冰塊！

每天要準備好幾次，「要做生薑綠茶很麻煩……」、「但是又很想喝熱茶」。為了有這種想法的人，我要公開事先做好「生薑綠茶」的特殊絕招！那就是「生薑綠茶冰塊」。

生薑和綠茶一起結凍後，也不會改變營養成分，所以請大家放心使用這個方法！

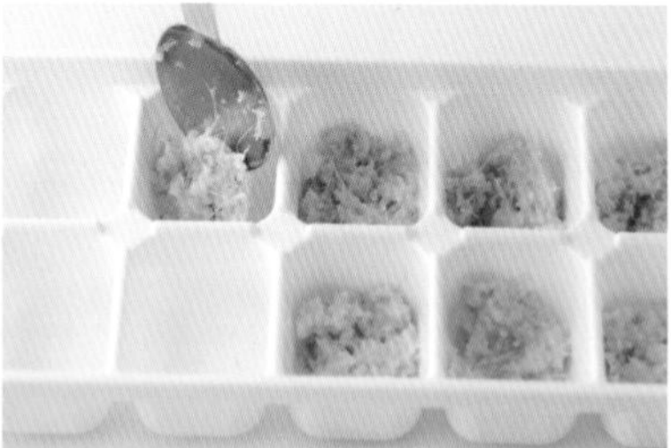

① 將生薑放入製冰盒

將生薑磨成薑泥，並在製冰盒的每一小格中，各放入5g（1小匙）薑泥。

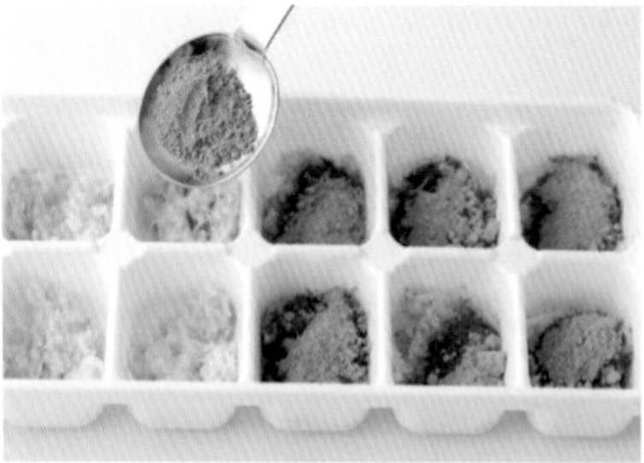

② 將綠茶粉倒入製冰盒

在製冰盒的每一小格中，各放入0.75g（¼小匙）的綠茶粉。

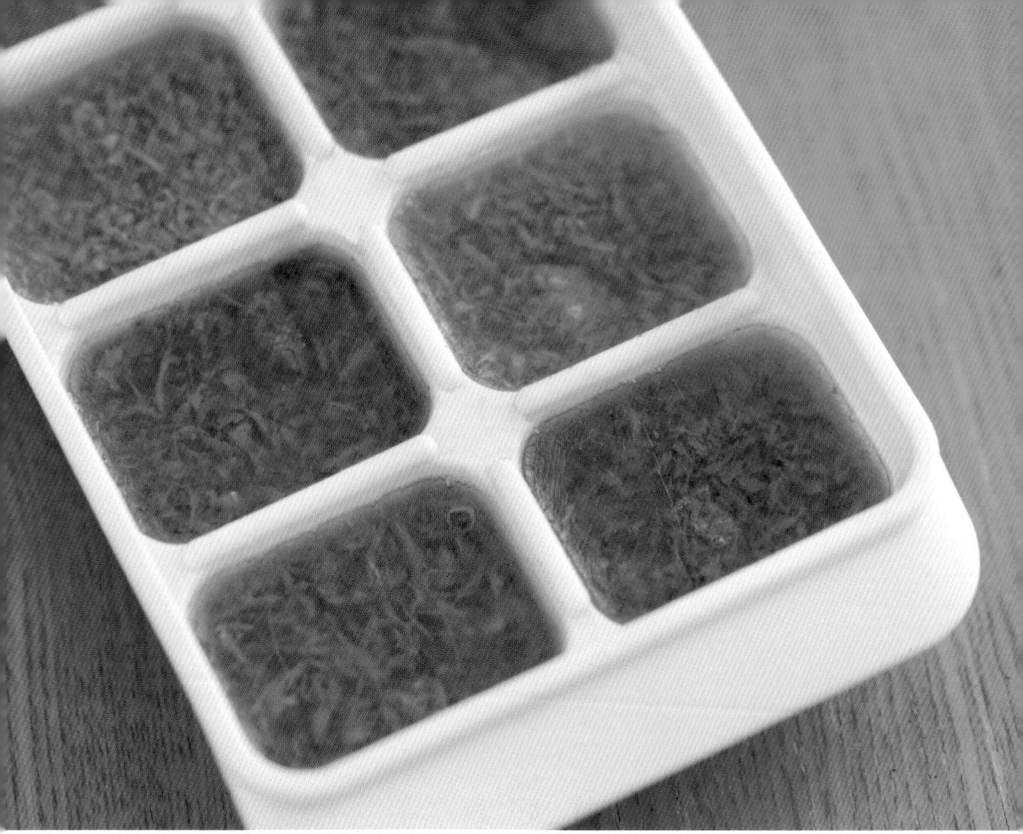

只要在鮭魚茶泡
飯中放入生薑綠
茶冰塊即可！

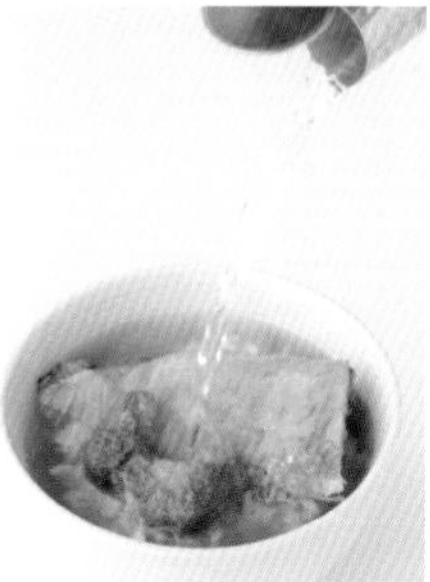

只要在咖哩鍋
中放入生薑綠
茶冰塊即可！

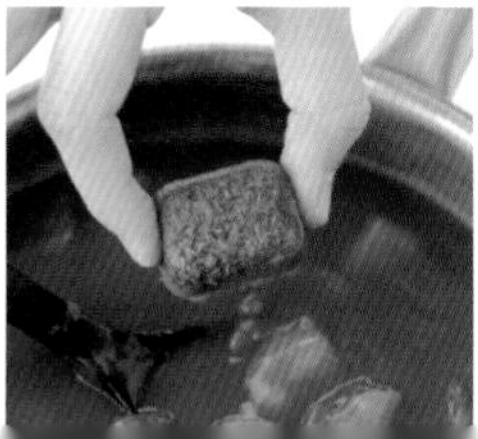

也可以將生薑綠茶冰塊放入料理中！

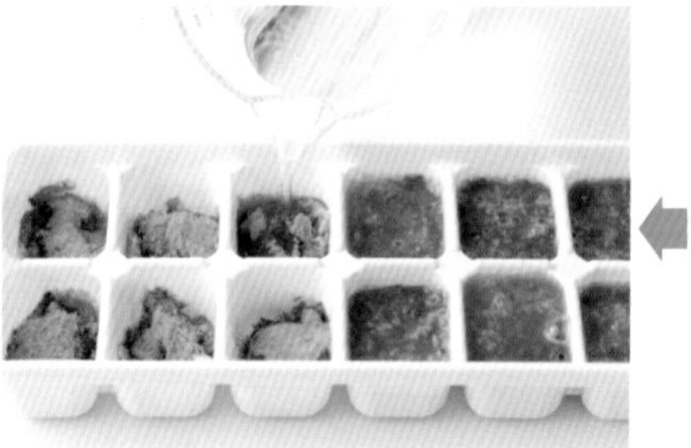

③ 將水倒入步驟②的製冰盒中，使其結冰

將水倒入步驟②的製冰盒內側標示的線為止，並輕輕攪拌，再放入冷凍庫使其結冰。

冷凍的話，可以
保存1個月！

也非常推薦使用生薑綠茶入菜！

除了將生薑綠茶拿來飲用之外，加入料理一起享用，還可以讓身體更有效率地吸收營養成分。生薑和綠茶聯手合作的話，就能讓平常的菜單完全不同！一下子就能變化出與眾不同的美味。

「加入料理一起享用的生薑綠茶」是風味十足又獨特的味道。所以做菜時會想把平常的調味，調成口味比較清淡的。像是「減少鹽和醬油的用量！」、「味醂和砂糖也可以少放一點」。在不知不覺中，達成減鹽和減糖的生活。

在此要向大家介紹24種「生薑綠茶食譜」。基本技巧只有一個，那就是「只要在做好的料理中加入生薑綠茶」。簡單又健康，所以請大家一定要嘗試看看！

「加入料理一起享用的生薑綠茶」的作法

將綠茶粉或是磨碎的茶葉（1．5g或½小匙）和磨好的薑泥（10g）混合在一起。

攪拌 表示只要和已經做好的料理攪拌混合在一起即可。

淋上 表示只要淋在已經做好的料理中即可。

1餐分量的「加入料理一起享用的生薑綠茶」相當於2杯分量的「飲用的生薑綠茶」！

米飯類、義大利麵類

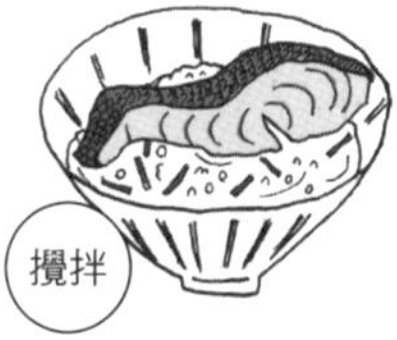

鮭魚茶泡飯

可以使用罐裝的「鮭魚鬆」、「鮭魚碎塊」或是「烤鮭魚」。

※不要倒入太熱的茶水。

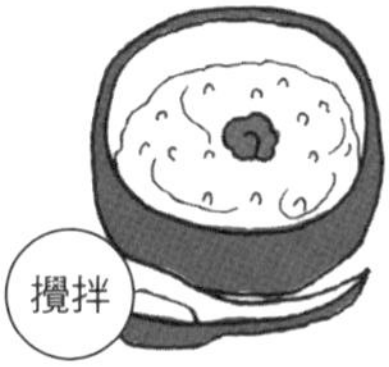

粥

生薑加入後，粥的味道會更加濃郁。也可以加入梅乾。

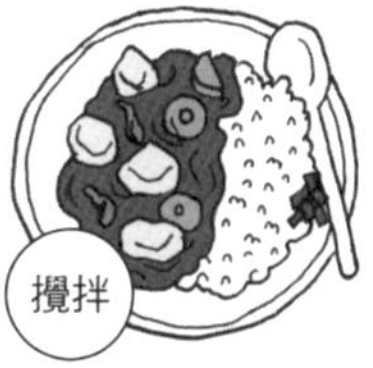

咖哩

味道會更加濃郁。等咖哩稍微冷卻後，就加入生薑綠茶吧！

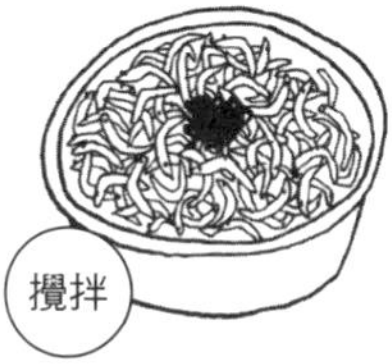

仔魚香鬆拌飯

還能攝取到鈣質，營養價值更加提升！

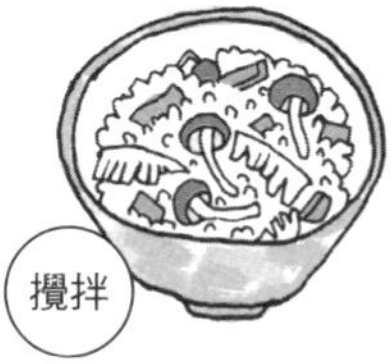

炊飯

飯蒸好之後再加入生薑綠茶攪拌在一起。味道會更入味，就能減少醬油或鹽的用量。

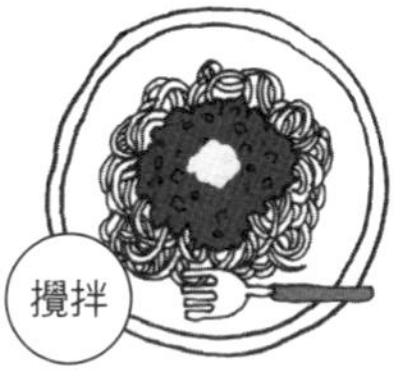

番茄肉醬麵

味道會更加濃郁，變得更好吃。

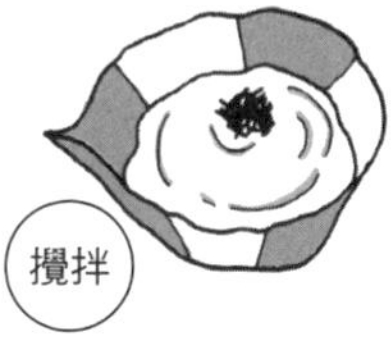

山藥泥

就算完全沒有使用醬油也非常好吃。

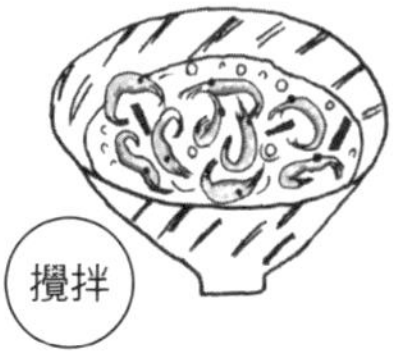

蝦米茶泡飯

加入後小蝦米會更軟更好吃！

※不要倒入太熱的茶水。

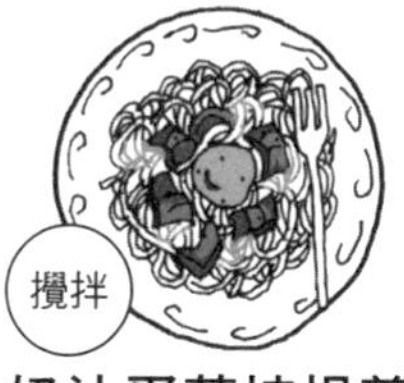

奶油蛋黃培根義大利麵

雖然顏色會不一樣，但是味道幾乎沒有改變！

配菜類

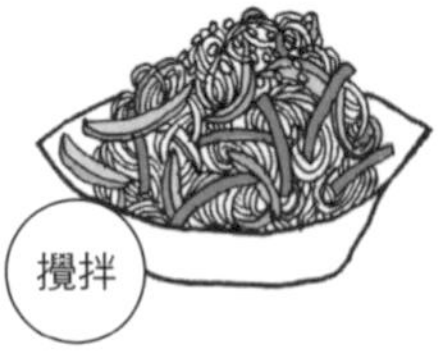

冬粉沙拉

和酸酸的調味特別搭。

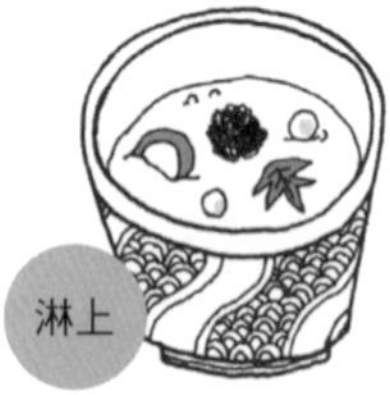

茶碗蒸

和雞肉等食材非常契合。

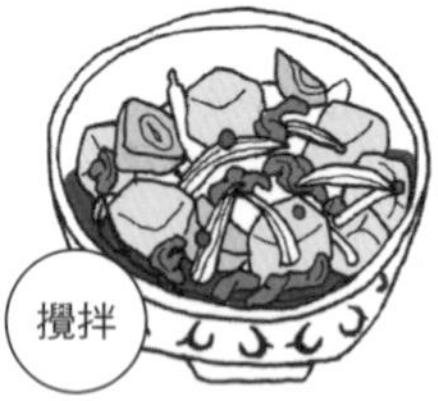

馬鈴薯燉肉

味道會更加濃郁，所以能減少攝取鹽分。

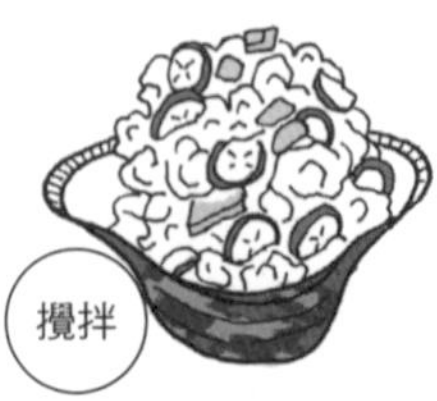

馬鈴薯沙拉

太過美味，所以要注意一下，不要吃太多！味道很入味，所以會自然減少美乃滋的用量。

涼拌豆腐／豆皮

代替醬油，淋上生薑綠茶就能減少攝取鹽分。

炙烤鰹魚

可以不加醬油直接享用，所以能減少攝取鹽分。

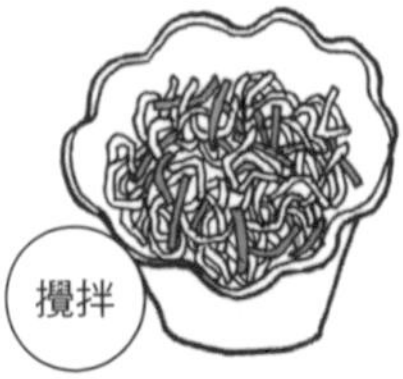

切絲蘿蔔乾

味道會變得更加濃郁。能減少調味的醬油等用量，也有助於減少攝取鹽分。

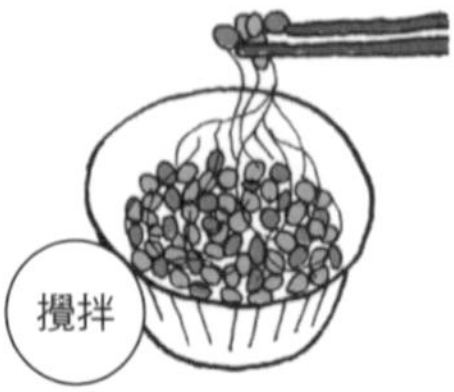

納豆

討厭納豆的人也能品嘗到完全不同的風味，所以非常推薦這道料理。

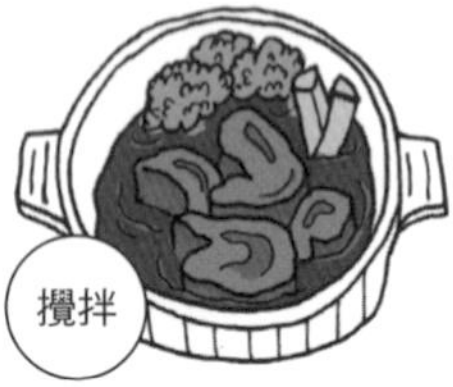

燉牛肉

味道會更加濃郁，變得更好吃。

甜點類

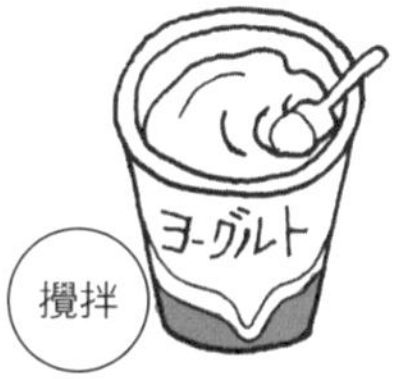

加糖優格

除了讓味道更加濃郁之外，還非常健康、美味。

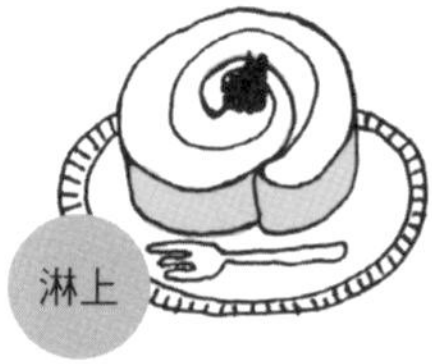

瑞士捲

甜的鮮奶油和生薑綠茶的味道非常契合。

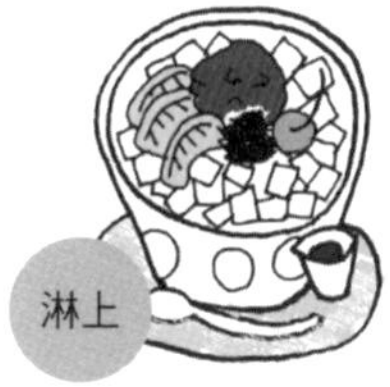

日式豆沙水果涼粉

加入綠茶能讓味道更濃郁！

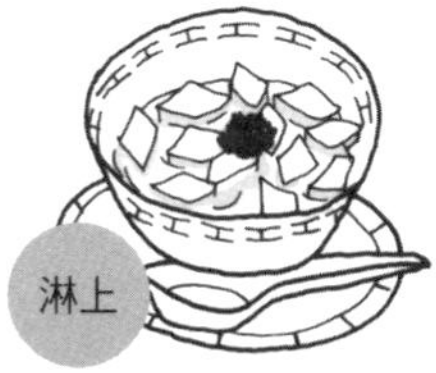

杏仁豆腐

可以品嘗到茶的風味，體驗到嶄新的滋味。

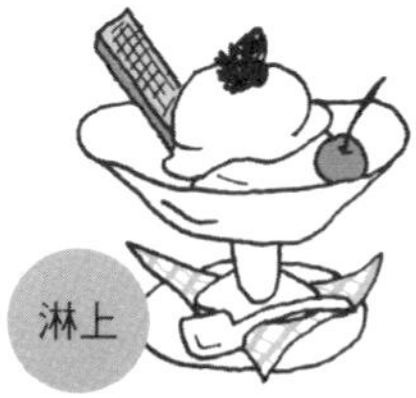

香草冰淇淋

幾乎感覺不到生薑的辣味，非常美味。

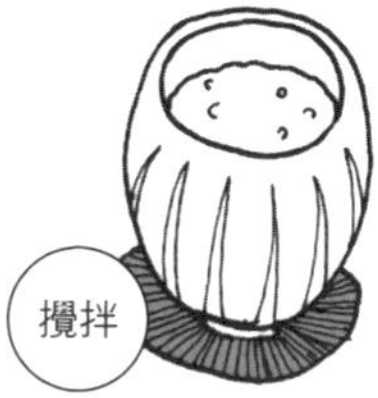

甘酒

一般也有「生薑甘酒」等吃法，但是甘酒和生薑綠茶搭配在一起也很契合。

大家覺得怎麼樣？除了這些料理之外，也只要和自己喜歡的食物「攪拌」，或是「淋上」，就能輕鬆持續生薑綠茶生活。要注意的，只有「不要和太熱的東西攪拌在一起」這一點。80℃以上的溫度會讓兒茶素的功效減弱，所以若是很燙的食物，請稍微冷卻之後再攪拌。

3 章

關於生薑綠茶的10問10答！

問題1》有挑選「生薑」的方法嗎？

答案 帶有水分、沒有皺摺的生薑是最好的選擇。

生薑分為剛採收、外皮白淨的「嫩薑」和黃色的「老薑」。生薑綠茶要使用的生薑，是辣味強烈的「老薑」。整體而言，請挑選肥厚、沒有發黑，有光澤的老薑。一眼就能看出是帶有水分的老薑是最棒的。若是有皺摺之類的，呈現乾燥狀態的老薑，就是不夠新鮮所導致的。採取密封包裝販賣的商品，可能較為新鮮。

此外，使用生薑時，要連皮一起使用。因為生薑表皮周圍包含「薑辣素」以及許多營養成分和香味成分。

若在意生薑表面上的髒汙，就用水仔細清洗，或是用海綿等較硬的刷具刮除。

挑選健康的生薑的7個關鍵

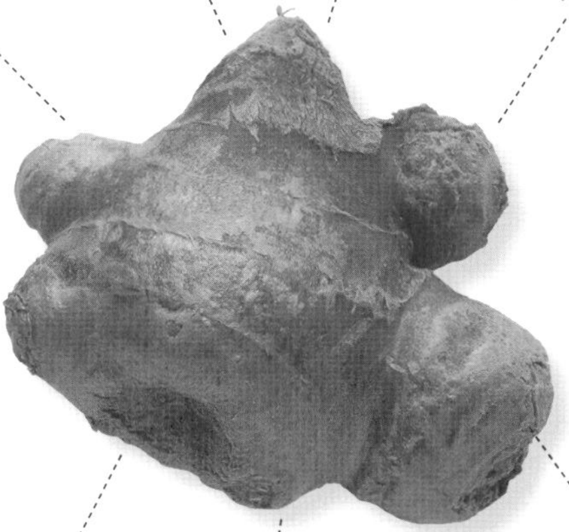

1. 整體而言是肥厚、一大塊的生薑

＊瘦小的生薑磨成薑泥後，纖維質會變多。

2. 損傷少

3. 有彈性

4. 皺摺少

＊「有皺摺＝脫水狀態」。

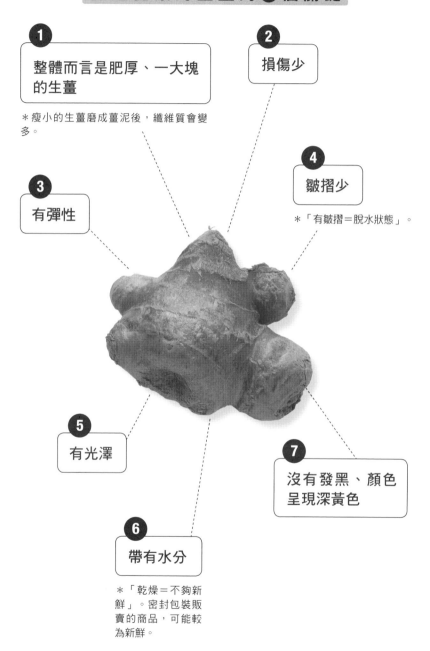

5. 有光澤

6. 帶有水分

＊「乾燥＝不夠新鮮」。密封包裝販賣的商品，可能較為新鮮。

7. 沒有發黑、顏色呈現深黃色

在此也說明一下保存方法。放在冰箱冷藏時，甚至還能保存14天。

請將生薑用**沾濕的廚房紙巾包起來，再放入食物保存塑膠袋，然後放入冰箱冷藏**。冰箱蔬果室設定在14℃左右是最理想的溫度。

【平柳流派　最強的生薑保存法】

① 將生薑放在沾濕的廚房紙巾上

將整張廚房紙巾稍微用水沾濕，再將生薑放在上面。

② 將生薑包起來

用廚房紙巾將生薑包起來（對生薑而言，水分就是性命！）。

③ 放入食物保存袋

放入食物保存塑膠袋（能夠密封的更好）。

④ 放入冰箱（此步驟沒有照片）

將包好的生薑放入冰箱保存（可以的話，放在蔬果室是最理想的）。

※食物保存塑膠袋請挑選可以密封的類型。

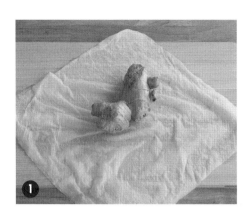

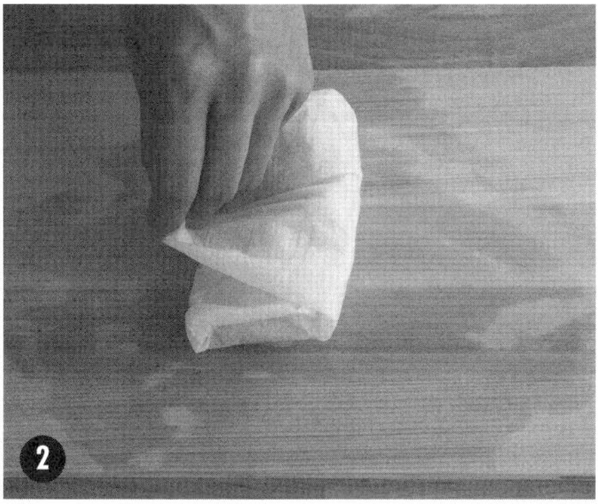

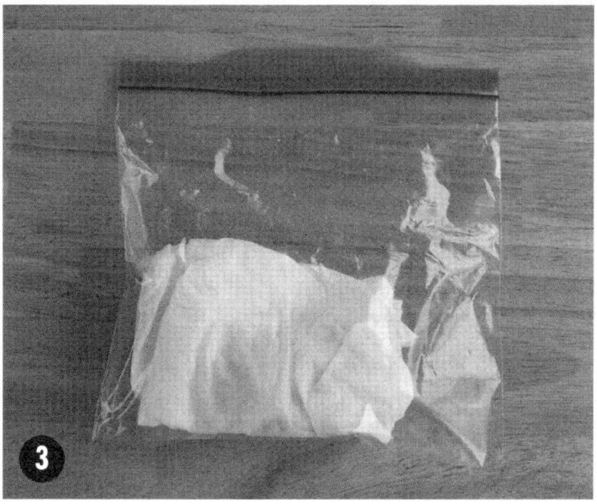

問題2》不能使用管狀薑泥嗎？

答案 如果生薑分量「增量」到1．5倍就沒問題。

放入生薑綠茶的生薑，可以用管狀的薑泥嗎……？

真的有許多人有這種疑問。

我非常瞭解這種「每天都要將生薑磨成薑泥，覺得好麻煩，想用管狀薑泥解決」的心情。

我通常如此回答：

「可以使用管狀薑泥喔。但是，除了生薑之外，管狀薑泥還有許多其他成分，所以請將生薑的分量增加到1．5倍。」

製作生薑綠茶時，放入「5g」生薑是基本原則。所以，如果使用管狀薑泥，請在綠茶中放入5g的1．5倍，也就是「7～8g」的薑泥。

管狀薑泥中，包含了許多「生薑之外的成分」。若試著觀察某個知名廠牌的管狀薑泥成分表，就會發現生薑所占的比例最多，第2個是釀造醋，第3個則是食鹽，食鹽和其他香料、增稠劑、酸味劑等添加物也令人很在意。

如果大家出現「要是包含這麼多『其他的東西』的話，那我還是自己認真研磨生薑吧！」的想法，我會覺得非常榮幸。

另外，我想也有人會購買薑粉，或是讓生薑乾燥後再自己製作。

生的薑大約有90％是水分，所以乾燥後的重量就會變成原本的十分之一。

所以，如果要在生薑綠茶中使用薑粉，用5g的十分之一，也就是「0.5g」就足夠了。

如果這樣還覺得太辣，可以再稍微減少一點。

問題3 茶葉選擇哪一種比較好？

答案 只要是煎茶，任何種類都可以。

綠茶除了煎茶之外，還有深蒸茶、玉露、抹茶、焙茶、玄米茶等種類，請使用兒茶素含量最豐富的「煎茶」。

綠茶粉是使用煎茶的粉末製成的，兒茶素含量也比抹茶多。所以使用綠茶粉也完全沒問題。

「煎茶的茶葉種類要怎麼選擇？」可能有些人會在意這個問題，但是無論選擇哪一種，在健康效果上幾乎都沒有什麼影響。

所以，只要是煎茶，像是「藪北」、「豐綠」、「狹山香」、「紅富貴」這些品種，不管選哪一種都沒問題。

要出版這本書時，我也試喝了好幾種茶類做比較，雖然簡單來說都是「煎茶」，但是每一種的風味都不同，令人相當訝異。所以與其選擇「喜歡的」、「容易入手的」，還不如選擇「自己容易持續飲用的」。

平常習慣飲用的產地茶葉也好，也可以挑戰不熟悉的產地的茶葉。試著挑戰各個產地的綠茶也是不錯的選擇。

如果大家能找到自己喜歡的茶葉，並持續飲用的話，我會覺得很榮幸。

此外，一提到茶葉，也有人會擔心農藥殘留的問題。

在網路購物等通路都有強調「無農藥」、「有機栽培」之類的商品，而且在超市等通路也都有販售。

價格確實會變比較貴，但是「在意農藥」的人，可以選擇購買這一類的商品。

問題4 ≫ 不能用「冷泡綠茶」來製作嗎？

答案 若使用冷泡綠茶，表沒食子兒茶素沒食子酸酯的成分就無法萃取出來，所以不能使用冷泡綠茶。

茶葉是一個很有趣的東西，依據熱開水沖泡的溫度，其萃取出來的成分種類就會有所不同。大家都很熟悉的就是「高溫萃取」和「冷泡」這2種方法。

用茶葉製作生薑綠茶時，使用80℃左右的熱開水泡茶是非常重要的一件事。這是因為使用80℃左右的熱開水泡茶，綠茶中的超級營養成分「表沒食子兒茶素沒食子酸酯」就會完全釋放出來，可以使身體從內部暖活起來的薑烯酚也會增加。

另一方面，即使是煎茶，**採取「冷泡」方式時，會完全釋放出來的成分並不是「表沒食子兒茶素沒食子酸酯」，而是鮮味成分的「茶氨酸」**。也有人提出「冷泡比高溫萃取時的『味道更溫和』」的看法。

如果使用綠茶粉，萃取時的溫度可以低於80℃，所以夏天等時期，也很推薦將生薑和綠茶粉直接放入水或冰水後飲用。

問題5 》不能用「寶特瓶裝的綠茶」來製作嗎？

答案 因為兒茶素的分量會減少，所以無法推薦這種作法。

最近，市面販售的寶特瓶包裝的綠茶似乎很受歡迎。雖然是簡便又完美的設計，但問題是兒茶素的分量，會比用茶壺泡茶的分量還要減少許多。

根據日本京都府消費生活安全中心所進行的測試，可以得知**用茶壺沖泡煎茶所含的兒茶素分量，和寶特瓶包裝的綠茶飲料相比，平均大約多了2．5倍。**

也就是說，要製作生薑綠茶還是比較推薦「將茶葉放入茶壺來沖泡的綠茶」。

但是，在特定保健用食品的綠茶當中，若是有明顯標示兒茶素含量的商品，因為這是之後再添加兒茶素的情況，所以這種商品和「將茶葉放入茶壺來沖泡的綠茶」具有相同或更佳的效果。

雖說如此，大家在意的還是價格方面，當然用煎茶來沖泡還是比較便宜。

請以持續長期飲用好幾個月、好幾年為目標，來考慮這個問題。

問題6》生薑綠茶是飲用越多越好嗎？

答案 一天6杯、900ml是最適合的分量，也是上限。

向大家介紹具有健康效果的食物或飲料時，一定會被問到「是不是飲用越多越好？」」這種問題。

但是，無論是對身體多麼有益的東西，都是「過猶不及」。攝取過量，就會對身體造成問題。

因為攝取過量造成的反作用，會令人在中途就厭煩，或是失去持續下去的幹勁。

所以，請盡量遵守每天規定飲用的分量。

即使短期內大量攝取，也不會突然得到驚人的效果。

雖然推薦大家一天飲用6杯（茶杯1杯150ml）生薑綠茶，但如果覺得這樣太多喝不下的人，也可以先從一天3杯的分量開始。

如果是很在意生薑的辣味，或是綠茶的苦味、澀味的人，請嘗試增加熱開水的分量。

就算不適合自己，但不能馬上就放棄，盡量長期持續下去是最重要的。所以為了做到這一點，可以讓自己慢慢一點一點去習慣。

此外，在第1章的本文中也有稍微提到，有一個值得觀察的問題。

那就是根據美國普渡大學的小白鼠實驗報告，當綠茶的兒茶素和檸檬、柳橙、葡萄柚這些柑橘系果汁（維他命C）以及蔗糖一起攝取時，在小腸的吸收率就會提高。

這種情況若套用到人體身上，飲用生薑綠茶時，在冬天等時期和橘子一起飲用的話，或許也有不錯的效果。夏天若是製作冰涼的生薑綠茶檸檬，除了可以享用美味飲料之外，還能獲得更加健康的效果。

問題7 》飲用生薑綠茶的最佳時機是什麼時候？

答案 三餐飯前飯後，總計一天6次。

利用生薑綠茶使身體吸收到生薑和綠茶成分的血中濃度，長期穩定維持在「經常稍高」的狀態是最理想的情況。當然，睡覺期間或許會下降，但這也是無可奈何的事。就以只要在白天的活動中，血中濃度維持在「經常稍高」為目標吧。

最有效率的飲用方式就是靈活運用三餐進餐的時機。

除了很忙或有要事在身時，每次用餐的間隔時間，應該幾乎都是相同的。這樣比較容易讓血中濃度維持在「經常稍高」的狀態。

在飯前飲用生薑綠茶可以預防飯後高血糖，還有助於遠離糖尿病。在飯後飲用，則有助口腔殺菌清潔。

也就是說，若利用用餐時機飲用生薑綠茶，**就能維持血中濃度，有助預防糖尿病、防止牙周病或口臭。**堪稱是一石「三」鳥的作法。

當然，也很推薦大家在吃點心的前後時間飲用生薑綠茶。

問題8 ≫ 可以預先準備好數天份的生薑綠茶嗎？

答案 風味會變差、會增生細菌，所以還是要避免這種作法。

近幾年來，似乎很流行方便的「預先做好」的小菜食譜書。

或許是因為這個風潮的影響吧，經常有人詢問生薑綠茶「可以預先做好2天以上的分量嗎？」這種問題。

我知道大家都很忙碌，但絕對不能這樣做。

這是因為即使存放於冰箱，茶水也會因為某些理由產生細菌，細菌增生後茶水可能還會腐壞。原本**茶葉中就包含許多容易腐壞的蛋白質**。而且泡過熱開水蘊含水分的蛋白質會變得更容易腐壞。

就算兒茶素或生薑的薑辣素具有再強大的殺菌作用，在夏季等時期還是無法完全阻止生薑綠茶腐壞。自古以來就有**「不要喝隔夜茶」**的說法，這還是有科學根據的。

※最多只預做一天分量。

※生薑綠茶冰塊是採用綠茶粉，而且是冷凍保存，較不易腐壞，所以可保存1個月。（參見p94）

問題9 ≫ 聽說有人不能飲用生薑綠茶？

答案 超高齡者、孕婦、小孩要斟酌分量。

基本上，「可以喝茶的人」，飲用生薑綠茶也不會有任何影響。

但是，關於「生薑」這部分，就必須稍微注意。

生薑會促進腸胃活動，使腸胃經常消化吸收。正因為其威力強大，雖然很少見，但還是會引起胃部難受或拉肚子的情況。

接下來舉例的對象，在生薑部分要比規定用量少一點，在不勉強的範圍下慢慢增加。雖說有「一天900ml」的總分量，但也不需要拘泥這個數字。

首先是**90歲以上或是臥病在床的人**。然後是**懷孕初期或可能懷孕中的人**，為了不要給嬰兒帶來無法預期的影響，請注意不要過度飲用。

小孩的話，一旦飲用太多綠茶，兒茶素氧化聚合所形成的單寧就會妨礙鐵質吸收，導致貧血的情況。而且，第一次飲用時，也要非常注意有沒有食物過敏（生薑、綠茶）的情況。

問題10》如果每天飲用生薑綠茶，可以停用目前正在服用的藥物嗎？

答案　按照主治醫師指示服用藥物的人，請務必持續服藥。

生薑綠茶的效果真的很驚人。如果每天都認真持續飲用，或許會出現各種健康效果。

但是，請大家稍等一下。

如果你現在因為某種治療正在服用藥物的話……

「因為每天都有飲用生薑綠茶，所以我停藥了。」

請不要**按照自己個人的判斷停止服用藥物。**當然，**依照自己的方式減少服用藥物的次數或分量也是絕對禁止的。**

尤其是罹患糖尿病或是脂質異常症的人，我經常從他們口中聽到這種問題：

「只要飲用生薑綠茶，就可以停用治療糖尿病或脂質異常症的藥物吧？」

很遺憾，答案是「Ｎｏ」。我也覺得很難過，但為了患者的身體著想，還是會叮嚀確認：「目前正在服用的藥物，請持續服用喔。」

我也非常瞭解患者會有「要是能過著不用吃藥的生活就好了」這種心情。然而，一定也有多虧藥物才能控制身體狀況的情形。請大家將生薑綠茶**徹底作為服藥之外「另外追加」的健康習慣。**

此外，還有一點要請大家注意。一般而言，會推薦大家吃藥時不要搭配茶類服用，而是配水服用。

生薑綠茶的飲用時機和服藥的時機，請盡量錯開。

如果出現「目前正在服用的藥物，可以和生薑綠茶一起飲用嗎？」這種疑問，請迅速和家庭主治醫師討論。

結語

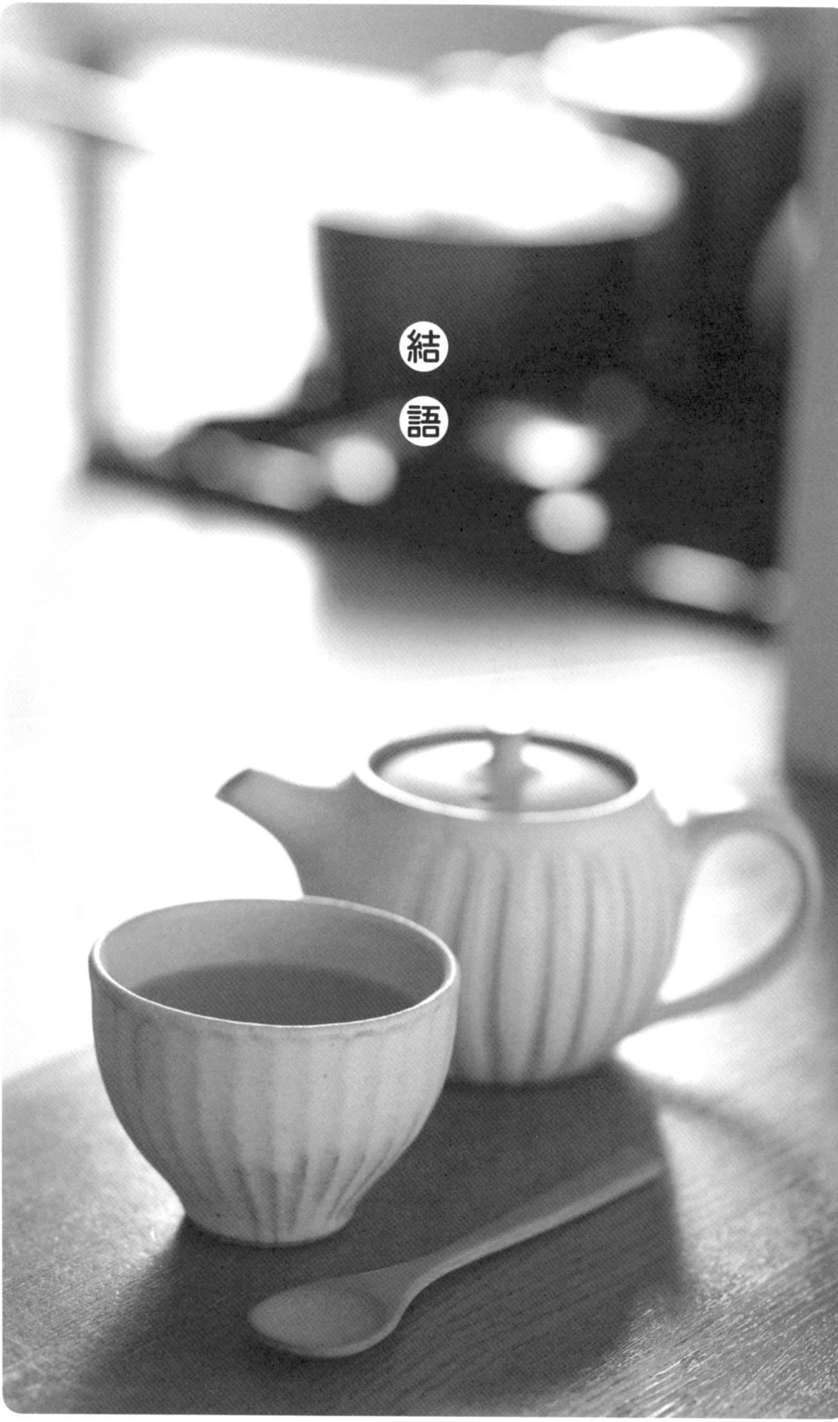

我在生薑研究上奉獻了20年以上的時間。

所以，我非常瞭解生薑的驚人效果。

那麼，到底要怎麼做？才能每天都很有效率地攝取到美味的生薑呢？

「將生薑和其他素材妥善搭配就是最佳方法。」

注意到這一點時，我便開始反覆進行將生薑和各種素材相互搭配的試驗。

「對生薑而言，最佳的搭配組合就是綠茶吧？」

讓我發現這一點的，是將茶推廣到日本而聞名的榮西禪師。

榮西禪師是平安時代（譯註：西元794年～1185年左右，由日本桓武天皇遷都平安京（現在的京都市）所開啟的歷史時代）末期到鎌倉時代（譯註：西元1192年～1333年，日本以鎌倉作為全國政治中心的武家政權時期）初期的僧侶，也是臨濟宗的創始人。

他為了將茶推廣到日本，為了讓大家知道茶的絕佳效果，寫了《喫茶養生記》這本書。這是日本第一本有關茶的書籍，裡面整理了他在中國（當時的宋朝）耳聞目睹的茶的效用。

這本書的開頭第一句非常有名。

「茶乃養生之仙藥也，延齡之妙術也。山谷生之，其地神靈也，人倫採之，其人長命也。」

「養生之仙藥」就是「實現長生不老的仙人之藥」。

從那時開始，茶的強大威力就廣為人知，大家將茶視為能帶來和藥物同等效果，或超越藥物效果的存在。

本書可說是現代版的《「生薑綠茶」養生記》。

我衷心盼望許多人都能瞭解生薑和綠茶的超級威力可以解決各種健康問題。

請務必從今天開始，試著養成飲用生薑綠茶的習慣。

平柳　要

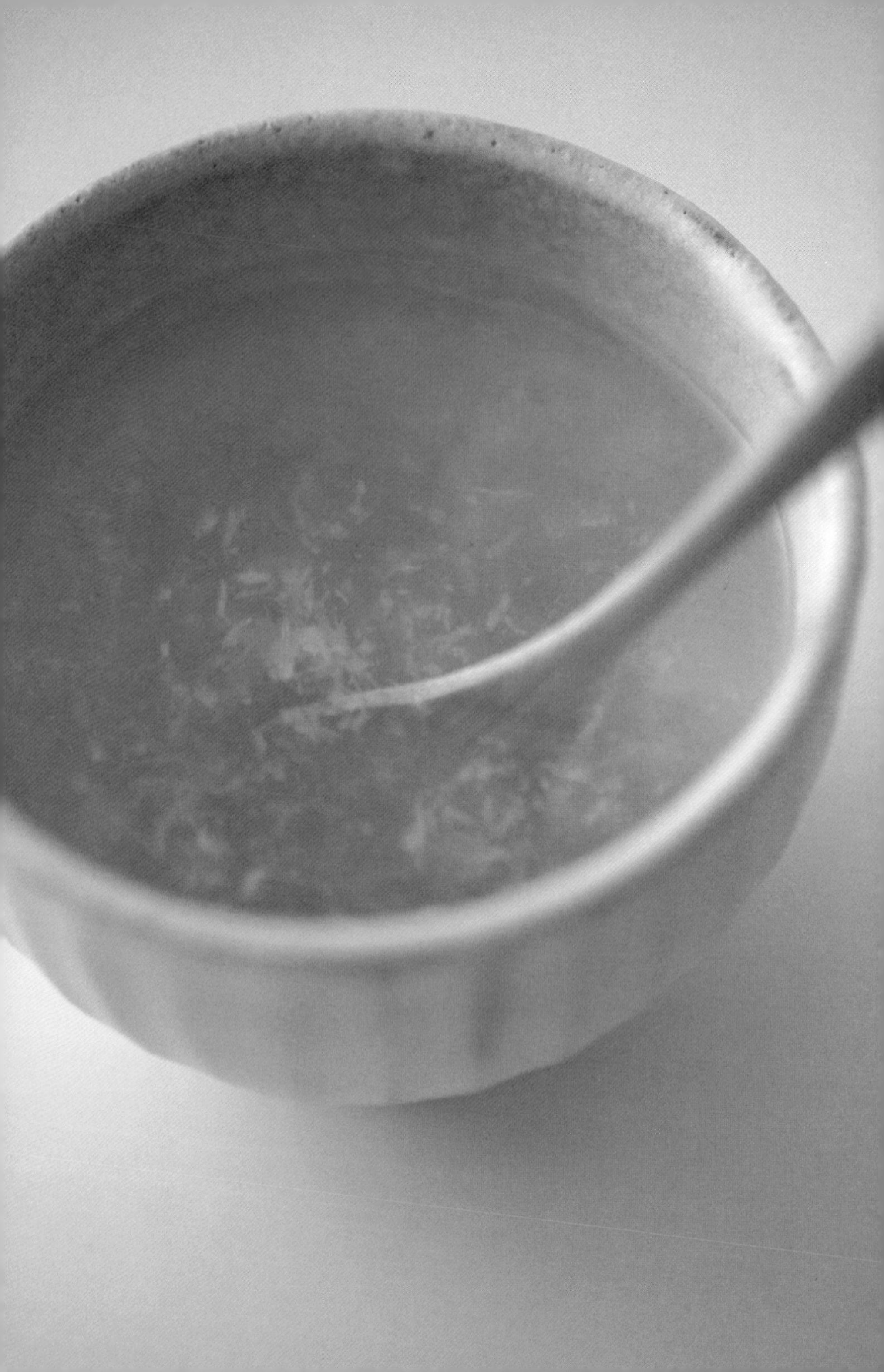

平柳　要（hirayanagi kaname）

醫學博士。從東京大學研究所醫學研究科畢業後，曾擔任義大利帕爾瑪大學客座研究員、哈佛大學客座研究員、麻省理工學院客座研究員，之後成為日本大學醫學部副教授。曾擔任日本人類工學會、日本宇宙航空環境醫學會、日本臨床高壓氧／潛水醫學會的理事、以及日本衛生學會的評議員等職務。

目前是（株式會社）食品醫學研究所的代表兼所長。

在至今為止的20年間不停地研究生薑，以生薑研究的專家身分，活躍於電視、電台以及雜誌等領域，並以有根據的實驗與研究等「證據」發言深獲信賴。

最近與日產財團、三菱財團、豐田汽車、樂天、永谷園、宇宙航空研究開發機構（JAXA）一起反覆進行研究，同時也在日本群馬縣的研究所進行養蜂、生薑等具高度健康效果的食材研究與實驗栽培。此外，也在日本全國進行關於生薑的演講，以趣味性和高信賴度博得好評。

TITLE

你的綠茶必須有點生薑

STAFF

出版	三悅文化圖書事業有限公司
作者	平柳　要
譯者	邱顯惠
總編輯	郭湘齡
文字編輯	徐承義　蔣詩綺　陳亭安　李冠緯
美術編輯	孫慧琪
排版	靜思個人工作室
製版	印研科技有限公司
印刷	桂林彩色印刷股份有限公司
法律顧問	經兆國際法律事務所　黃沛聲律師
戶名	瑞昇文化事業股份有限公司
劃撥帳號	19598343
地址	新北市中和區景平路464巷2弄1-4號
電話	(02)2945-3191
傳真	(02)2945-3190
網址	www.rising-books.com.tw
Mail	deepblue@rising-books.com.tw
初版日期	2018年12月
定價	280元

ORIGINAL JAPANESE EDITION STAFF

ブックデザイン	FANTAGRAPH
写真	杉田学
イラスト	大澤皐月
編集協力	山守麻衣・ぷれす
DTP	天龍社
編集	池田るり子（サンマーク出版）

國家圖書館出版品預行編目資料

你的綠茶必須有點生薑 / 平柳要著 ; 邱顯惠譯. -- 初版. -- 新北市 : 三悅文化圖書, 2018.11
128 面 ; 14.8 x 21 公分
ISBN 978-986-96730-4-4(平裝)

1.食療 2.薑目 3.茶葉

418.914　　107017378